essentials

Essentials liefern aktuelles Wissen in konzentrierter Form. Die Essenz dessen, worauf es als „State-of-the-Art" in der gegenwärtigen Fachdiskussion oder in der Praxis ankommt. *Essentials* informieren schnell, unkompliziert und verständlich

- als Einführung in ein aktuelles Thema aus Ihrem Fachgebiet
- als Einstieg in ein für Sie noch unbekanntes Themenfeld
- als Einblick, um zum Thema mitreden zu können

Die Bücher in elektronischer und gedruckter Form bringen das Fachwissen von Springerautor*innen kompakt zur Darstellung. Sie sind besonders für die Nutzung als eBook auf Tablet-PCs, eBook-Readern und Smartphones geeignet. *Essentials* sind Wissensbausteine aus den Wirtschafts-, Sozial- und Geisteswissenschaften, aus Technik und Naturwissenschaften sowie aus Medizin, Psychologie und Gesundheitsberufen. Von renommierten Autor*innen aller Springer-Verlagsmarken.

Hanna Schwendemann ·
Ulrike Morgenstern · Kerstin de Greeff ·
Vanessa Radtke · Susanne Käseberg

Psychische Gesundheit und Kompetenzentwicklung von Lehrkräften

für Pflege- und Gesundheitsfachberufe

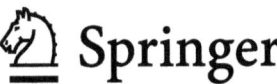

Hanna Schwendemann
Fachgebiet Gesundheit
IU Internationale Hochschule
Bad Reichenhall, Deutschland

Kerstin de Greeff
Kleve, Deutschland

Susanne Käseberg
Rathmannsdorf, Deutschland

Ulrike Morgenstern
Berlin, Deutschland

Vanessa Radtke
Neuruppin, Deutschland

ISSN 2197-6708 ISSN 2197-6716 (electronic)
essentials
ISBN 978-3-662-71570-3 ISBN 978-3-662-71571-0 (eBook)
https://doi.org/10.1007/978-3-662-71571-0

Die Deutsche Nationalbibliothek verzeichnet diese Publikation in der Deutschen Nationalbibliografie; detaillierte bibliografische Daten sind im Internet über https://portal.dnb.de abrufbar.

© Der/die Herausgeber bzw. der/die Autor(en), exklusiv lizenziert an Springer-Verlag GmbH, DE, ein Teil von Springer Nature 2025

Das Werk einschließlich aller seiner Teile ist urheberrechtlich geschützt. Jede Verwertung, die nicht ausdrücklich vom Urheberrechtsgesetz zugelassen ist, bedarf der vorherigen Zustimmung des Verlags. Das gilt insbesondere für Vervielfältigungen, Bearbeitungen, Übersetzungen, Mikroverfilmungen und die Einspeicherung und Verarbeitung in elektronischen Systemen.
Die Wiedergabe von allgemein beschreibenden Bezeichnungen, Marken, Unternehmensnamen etc. in diesem Werk bedeutet nicht, dass diese frei durch jede Person benutzt werden dürfen. Die Berechtigung zur Benutzung unterliegt, auch ohne gesonderten Hinweis hierzu, den Regeln des Markenrechts. Die Rechte des/der jeweiligen Zeicheninhaber*in sind zu beachten.
Der Verlag, die Autor*innen und die Herausgeber*innen gehen davon aus, dass die Angaben und Informationen in diesem Werk zum Zeitpunkt der Veröffentlichung vollständig und korrekt sind. Weder der Verlag noch die Autor*innen oder die Herausgeber*innen übernehmen, ausdrücklich oder implizit, Gewähr für den Inhalt des Werkes, etwaige Fehler oder Äußerungen. Der Verlag bleibt im Hinblick auf geografische Zuordnungen und Gebietsbezeichnungen in veröffentlichten Karten und Institutionsadressen neutral.

Planung/Lektorat: Sarah Busch
Springer ist ein Imprint der eingetragenen Gesellschaft Springer-Verlag GmbH, DE und ist ein Teil von Springer Nature.
Die Anschrift der Gesellschaft ist: Heidelberger Platz 3, 14197 Berlin, Germany

Wenn Sie dieses Produkt entsorgen, geben Sie das Papier bitte zum Recycling.

Was sie in diesem *essential* finden können

- Strategien zum Erkennen und zum Umgang mit psychisch auffälligen Lernenden
- Identifikation von Herausforderungen und Unterstützungsmöglichkeiten für Lehrende
- Präventions- und Interventionsmöglichkeiten im Kontext von Einsamkeit und psychischem Distress bei Lehrenden
- Möglichkeiten der Förderung von mentale Gesundheitskompetenz in der Pflegeausbildung

Vorwort

Gesundheits- und Pflegepädagog:innen nehmen am Lernort Schule eine zentrale Rolle bei der Ausbildung und Unterstützung zukünftiger Fachkräfte im Gesundheitswesen ein. Zu den Kernaufgaben von Lehrkräften gehört die gezielte Planung, Organisation und Reflexion von Lehr-Lernprozessen (Kultusministerkonferenz, 2019). Es wird beschrieben, dass die Gesundheit von Lehrkräften in positivem Zusammenhang mit der Unterrichtsqualität steht (Sanmeier et al, 2020, Janssen et al, 2023).

Der berufliche Alltag von Gesundheits- und Pflegepädagog:innen birgt neben den Kernaufgaben jedoch auch eine Vielzahl von Herausforderungen. Für den Lehrerberuf wird insgesamt eine hohe psycho-emotionale Belastung beschrieben, durch beispielsweise große Leistungsunterschiede und Verhaltensstörungen der Schüler:innen oder Spannungen im Kollegium (Vorwerk et al, 2016). Für die Gesundheits- und Pflegepädagog:innen birgt der Umgang mit heterogenen Lernenden, die zunehmende Digitalisierung und damit einhergehende gesamtgesellschaftliche Veränderungen ebenfalls Herausforderungen im beruflichen Alltag (Kerres et al, 2024). Insgesamt wird eine hohe Arbeitsbelastung beschrieben, da sie sowohl Unterricht am Lernort Schule abhalten, als auch praktische Ausbildungseinheiten planen und durchführen. Ebenfalls ist ein Fachkräftemangel (Bundesagentur für Arbeit, 2023) zu dokumentieren, der sich wiederum auf die Arbeitsbelastung der Lehrkräfte auswirkt. Lehrkräfte müssen außerdem Auszubildende darauf vorbereiten, Patient:innen und Klientinnen mit psychischen Belastungen evidenzbasiert zu beraten, zu begleiten und zu unterstützen.

Zur Bewältigung dieser Herausforderungen sind Fähigkeiten zur Selbstregulation und Kompetenzen zur Erhaltung der psychischen Gesundheit erforderlich

(Sanmeier et al, 2020). Lehrkräfte weisen persönlichkeits- und verhaltensbezogene Ressourcen auf, die vorhandenen Herausforderungen zu bewältigen (Wenig et al, 2024). Darüber hinaus ist das Wohlbefinden essenziell für die Ausführung der beruflichen Tätigkeit. Dieses wird als fluides Konzept verstanden, das sich über die Zeit verändert und individuell verortet wird (Sohail et al, 2023).

Das Essential „Psychische Gesundheit und Kompetenzentwicklung von Lehrkräften für Pflege- und Gesundheitsfachberufe" möchte sich dem Thema psychische Gesundheit im Berufsfeld der Gesundheits- und Pflegepädagogik widmen. Alle veröffentlichten Beiträgen sind besonders erfolgreiche Abschlussarbeiten von Absolvent:innen der Gesundheits- und Pflegepädagogik an der IU Internationalen Hochschule im Fernstudium (betreut durch die Erstgutachterin Prof. Dr. Hanna Schwendemann) sowie an der Akkon Hochschule, Berlin (betreut durch die Erstgutachterin Prof. Dr. Ulrike Morgenstern). Das Essential soll dazu dienen Lehrkräften im Gesundheitswesen den aktuellen Stand der Forschung im Kontext der psychischen Gesundheit in der Gesundheits- und Pflegepädagogik darzulegen, Ansätze und Strategien vorzubringen, wie man psychischen Belastungen gegenübertreten kann und evaluierte Ideen für die Unterrichtsgestaltung als auch Unterrichtsorganisation vorstellen.

IU Internationale Hochschule, Fernstudium
Akkon Hochschule, Berlin

Hanna Schwendemann
Ulrike Morgenstern
Meggi Khan-Zvornicanin
Marion Roddewig

Einleitung

Im vorliegenden Essential werden drei Qualifikationsarbeiten von Absolvent:innen der IU Internationalen Hochschule, Fernstudium sowie der Akkon Hochschule, Berlin zusammengefasst. Betreut wurden die Arbeiten durch die Erstbetreuenden Prof. Dr. Hanna E. Schwendemann (IU Internationale Hochschule) und Prof. Dr. Ulrike Morgenstern (Akkon Hochschule).
Das Essential analysiert zwei Zielgruppen. Zum einen die Zielgruppe der Lehrkräfte und ihre Kompetenz im Umgang mit psychischen Störungen bei Lernenden (Kap. 1) Kerstin de Greeff, Hanna Schwendemann. Und dem eigenen psychischen Distress. (Kap. 2) Vanesse Radtke, Ulrike Morgenstern. Zum anderen geht es näher auf die Prävention von Burnout durch die Förderung mentaler Gesundheitskompetenz ein. (Kap. 3) Susanne Käseberg, Hanna Schwendemann. Im ersten Teil thematisiert das Essential psychische Belastungen, psychische Erkrankungen und Einsamkeit bei Lehrkräften und Lernenden in der Pflegepädagogik. Dabei wird zum einen die Perspektive der Lehrkräfte im Setting Pflegeschule eingenommen und ihr Blick auf psychische Erkrankungen von Lernenden. Dabei wir den Fragen nachgegangen:

- Wie gelingt es Lehrenden verhaltens- und psychisch auffällige Lernende zu erkennen und wie gehen sie damit um?
- Welche Herausforderungen bringen sie mit sich und welche Unterstützung benötigen die Lehrenden?
- Welche Handlungsmöglichkeiten ergeben sich daraus für die Lehrenden?

- Gibt es einen Handlungsbedarf über interne Fortbildungen, die zur Entwicklung der psychisch-medizinischen, sozial-emotionalen und sozialpsychologischen Kompetenzen beitragen und die Implementierung eines Beratungskonzepts zum Entgegenwirken der Problematiken.
- Wie ist die Prävalenz von Einsamkeit, psychischen Distress und die Ausprägung der Arbeitszufriedenheit bei Nachwuchslehrenden in Berlin und Brandenburg?
- Welche Präventionsmöglichkeiten gibt es, um Einsamkeit vorzubeugen?

Abschließend wird betrachtet, wie Pflegeauszubildende vor einem Burnout geschützt werden können und wie Lehrkräfte und Lehrinhalte dabei unterstützen können. Es wird den Fragen nachgegangen:

- Wie ist die mentale Gesundheitskompetenz von angehenden Pflegefachpersonen ausgeprägt?
- Wie kann innerhalb der Pflegeausbildung die mentale Gesundheitskompetenz der Lernenden gesteigert werden?

Inhaltsverzeichnis

1 Strategien für den Umgang mit Verhaltensauffälligkeiten: Ein Beratungskonzept für Gesundheitsfachschulen 1
   1.1 Zusammenfassung 1
   1.2 Einleitung 1
   1.3 Methodik 4
   1.4 Ergebnisse 5
   1.5 Diskussion 7
   1.6 Erstellung eines Beratungskonzeptes für eine Gesundheitsfachschule 8
   1.7 Fazit 10

2 Einsamkeit im Lehrberuf: Psychischer Distress und Herausforderung für die Arbeitszufriedenheit bei Nachwuchslehrenden 11
   2.1 Zusammenfassung 11
   2.2 Einleitung 11
   2.3 Methoden 13
   2.4 Ergebnisse 15
   2.5 Diskussion und Ausblick 16
   2.6 Handlungsempfehlungen 16

3 Mentalen Gesundheitskompetenz als Schlüssel: Burnout Prävention in der Pflegeausbildung 19
   3.1 Zusammenfassung 19
   3.2 Einleitung 19
   3.3 Methodik 24
   3.4 Ergebnisse 25
   3.5 Diskussion 27
   3.6 Limitation 29
   3.7 Handlungsstrategien 29
   3.8 Fazit 30

Was Sie aus diesem *essential* mitnehmen können 33

Literatur 35

Über den Autor

Hanna Schwendemann ist seit 2021 Professorin und Studiengangsleitung für Gesundheits- und Pflegepädagogik an der IU Internationalen Hochschule. Sie ist seit 2008 Ergotherapeutin (WFOT) in Praxis und Lehre. Sie ist Gesundheitspädagogin (B.A.; M.A.) und promovierte 2018 zum Thema evidenzbasierte Prävention im Bereich Public Health & Health Education. Sie arbeitet seit 2011 in der Lehre von Gesundheitsberufen sowohl in der beruflichen Ausbildung als auch in akademischen Studiengängen. Thematisch beschäftigt sie sich u. a. mit Gesundheitskompetenz im Kontext von Bildungs- und Versorgungsforschung.

Ulrike Morgenstern ist Professorin für Pädagogik im Gesundheitswesen und Vizepräsidentin an der Akkon- Hochschule in Berlin. Sie leitet dort den Studiengang Gesundheits-, Pflege- und Medizinpädagogik M.A. Sie studierte zuvor Pflegepädagogik mit dem Schwerpunkt Biowissenschaften an der Humboldt-Universität in Berlin und arbeitete in den Jahren 1995–2012 als Diplompädagogin in der beruflichen Aus- Fort- und Weiterbildung der Gesundheitsberufe.

Kerstin de Greeff ist seit 2020 Lehrkraft mit Kursleitung an der Bildungsakademie für Gesundheitsberufe in Kleve. Sie ist seit 2001 Heilpraktikerin in Praxis mit dem Schwerpunkt Beratung und Körpertherapie. Sie arbeitet seit 2011 in der Lehre von Gesundheitsberufen sowohl in der beruflichen Ausbildung als auch in der schulischen Ausbildung und seit 2024 als Beratungslehrkraft in der Bildungsakademie. Thematisch beschäftigt sie sich u. a. mit Verhaltens- und psychisch auffälligen Lernenden.

Vanessa Radtke ist Gesundheits- und Krankenpflegerin und studierte an der Akkon-Hochschule berufsbegleitend Pflegepädagogik M.A. Sie war als Lehrkraft an einer Pflegeschulen der generalistischen Pflegeausbildung tätig. Inzwischen arbeitet sie als Dozentin an der Argon Hochschule und ist wissenschaftliche Mitarbeiterin an der Medizinischen Fakultät der Martin-Luther Universität Halle-Wittenberg, Institut für Gesundheits- und Pflegewissenschaften

Susanne Käseberg entschied sich nach einer 25-jährigen Tätigkeit als Medizinisch-Technische Radiologieassistentin zu einem Studium der Sozialen Arbeit an der Internationales Hochschule, worauf sie den Masterstudiengang der Berufs- und Pflegepädagogik derzeit berufsbegleitend absolviert. Ihre gewonnenen Erfahrungen sowohl in der Beratung als auch der Erwachsenenweiterbildung und die Spezialisierung im Bereich der Psychologie gibt sie als Dozentin seit 2022 an einer Akademie und einer Berufsfachschule der generalistischen Pflegeausbildung wieder.

Strategien für den Umgang mit Verhaltensauffälligkeiten: Ein Beratungskonzept für Gesundheitsfachschulen

1.1 Zusammenfassung

Insgesamt ist eine Zunahme an verhaltens- und psychisch auffälligen Lernenden an Gesundheitsfachschulen zu verzeichnen, so Einschätzungen von Lehrkräften zu Folge. Dies birgt neue Herausforderungen für Lehrende, beispielsweise benötigen sie Fachwissen über psychische Auffälligkeiten und Knowhow, wie sie dieses Erkennen und angemessen darauf reagieren können. Es gibt Berichte, dass Lehrende sich nicht kompetent genug dabei fühlen psychische Auffälligkeiten zu identifizieren und das Setting der berufsbildenden Schulen ist dahingehend derzeit wenig erforscht (Stein & Ebert, 2010, S. 62). Der vorliegende Beitrag möchte Bedarfe bei Lehrkräften eruieren und darauf aufbauend Handlungsstrategien und Beratungskonzepte für Gesundheitsfachschulen identifizieren und entwickeln.

1.2 Einleitung

Weltweit liegt die Prävalenz von psychischen Problemen im Jugendalter bei 13–20 %. In Deutschland sind es etwa 17,6 % und während der COVID-19-Pandemie ist ein Anstieg der Prävalenz von psychischen Auffälligkeiten auf 30,4 % zu verzeichnen (Otto et al., 2020, S. 1560). Bei Auszubildenden wird eine Prävalenz von 36,5 % psychischer Symptome, die auf den Arbeitsplatz zurückgeführt werden, dargestellt (Zok & Böttger, 2019).

Verhaltensstörungen werden in internalisierende und externalisierende Auffälligkeiten unterschieden. Diese zeigen sich in einer Vielzahl von Erscheinungsformen. Internalisierende Auffälligkeiten äußern sich durch beispielsweise Ängste, depressive Symptome oder Essstörungen. Diese werden in der Öffentlichkeit und

© Der/die Autor(en), exklusiv lizenziert an Springer-Verlag GmbH, DE, ein Teil von Springer Nature 2025
H. Schwendemann et al., *Psychische Gesundheit und Kompetenzentwicklung von Lehrkräften*, essentials, https://doi.org/10.1007/978-3-662-71571-0_1

im Schulalltag oft nicht als Problem wahrgenommen. Gerade emotionale Auffälligkeiten zeigen einen wenig störenden Charakter und damit einher geht die Schwierigkeit einer Identifikation. Dies stellt Lehrkräfte vor Herausforderungen (Scherreiks & Schwalbe, 2019). Lernende zeigen ein überkontrolliertes, angepasstes Verhalten, Symptome sind nach innen gerichtet und damit verborgen. Es besteht eine Komorbidität zu Angststörungen und Depressionen, die in der Adoleszenz verbreitet sind (Bilz, 2008, S. 61). Diese Entwicklungsphase ist zudem durch einen sozialen Rückzug der Lernenden gekennzeichnet (Plück et al., 2000, S. 134).

In 40 bis 50 % der Fälle zeigen Lernende neben den internalisierenden auch externalisierende Verhaltensauffälligkeiten, wie soziale oder Aufmerksamkeitsprobleme (Plück et al., 2000, S. 134). Externalisierende Störungen richten sich nach außen gegen die Umwelt und sind unter eingrenzenden Bedingungen besonders auffällig. Durch ihr auffälliges Verhalten werden sie eher frühzeitig erkannt und sind in der Regel bereits diagnostiziert, bevor die Betroffenen eine Ausbildung beginnen. Sie weisen eine hohe Stabilität auf. Oftmals lässt sich ein Zusammenhang zwischen psychosozialen Belastungen in der Familie und dem Auftreten von externalisierenden Störungen feststellen. Dabei stehen Probleme mit dem Aufmerksamkeits- und Sozialverhalten, Hyperaktivität, Konzentrationsmangel und Impulsivität im Vordergrund (Laucht et al., 2000).

Der Übergang zwischen unauffälligem und auffälligem Verhalten wird als fließend beschrieben, „man kann von einem Kontinuum an Verhaltensausprägungen sprechen" (Lukesch et al., 2016, S. 15). Dieses Kontinuum wird von Risiko- und Schutzfaktoren beeinflusst, wie beispielsweise Umweltbedingungen, individuelle Merkmale oder auch gesellschaftliche Krisen mit Sorgen und Ängsten (Lukesch et al., 2016 S. 21). Es ist entscheidend, alterstypische Entwicklungsaufgaben sowie Stress- oder Belastungssituationen individuell zu verarbeiten, denn je nach Gelingen wirkt sich dies gesundheits- und selbstwertförderlich aus, oder es kommt zur Entwicklung externalisierender oder internalisierenden Auffälligkeiten (Fröhlich-Gildhoff, 2018, S. 40).

1.2.1 Verhaltensauffälligkeiten im Kontext von Entwicklungsprozessen und pädagogischen Herausforderungen

Die Identifikation einer Verhaltensauffälligkeit spielt im pädagogischen Kontext eine wichtige Rolle. Sie ist Voraussetzung, um Lernende in ihrer Entwicklung

1.2 Einleitung

adäquat zu unterstützen. Ebenfalls trägt dies zum Gelingen des gemeinschaftlichen Unterrichtes bei. Im Weiteren erleichtert es die Planung von Unterricht sowohl didaktisch als auch methodisch und beugt möglichen Konflikten vor, was maßgeblich zu einem guten Kursklima sowie einer guten Lernatmosphäre beiträgt. Im Unterrichtsverlauf zeigen sich die psychischen Auffälligkeiten u. a. im Umgang zwischen den Lernenden und ihrer Kommunikation oder der Beziehungsgestaltung (Hehmsoth, 2021, S. 248–250). Lernende fühlen sich durch Aussagen schnell angegriffen. Die Aufmerksamkeitsspanne und Konzentration werden als verkürzt wahrgenommen und Lernende wirken abwesend oder integrieren sich schwer in beispielsweise Gruppenarbeiten. Sie haben ein hohes Bedürfnis nach Anerkennung und Rückmeldung (Fakhrutdinova et al., 2020, S. 86). Weitere Herausforderungen für Lehrende stellt der Umgang mit schwer belasteten, traumatisierten und geflüchtete Lernenden dar. „Lehrkräfte sehen sich zunehmend mit erheblicher Verzweiflung und Dysthymie junger Menschen konfrontiert" (Möhler & Resch, 2023, S. 101).

Das Erkennen und der Umgang mit verhaltensauffälligen Auszubildenden erfordern von Lehrenden Kompetenzen und besondere Kenntnisse. Die sozial-emotionale Kompetenz ist erforderlich, um die sozialen und emotionalen Herausforderungen zu meistern und unterstützt eine positive Beziehungsgestaltung zwischen Lehrenden und Lernenden. Sie werden als Schlüssel für das berufliche Wohlbefinden und die positive Entwicklung der Lernenden angesehen (Aldrup et al., 2020, S. 1). Darauf basierend muss die didaktisch-methodische Herangehensweise sowie das Classroom Management angepasst werden (Hehmsoth, 2021, S. 248–250). Weitere methodische Kompetenzen im Kontext des Umgangs mit psychisch auffälligen Lernenden sind die sozial- und differentialpsychologische Kompetenzen. Diese ermöglichen pädagogische Kommunikation und die Erweiterung des eigenen störungsbezogenen Wissens (Fakhrutdinova et al., 2020, S. 86). Weiter sind psychologisch-medizinische Kenntnisse notwendig zur Einschätzung von Verhaltensauffälligkeiten und zur Abwägung ob weitere Hilfe notwendig ist (Menzel, 2009, S. 16).

Der vorliegende Beitrag möchte die Sichtweise von Lehrkräften im Kontext psychischer Auffälligkeiten von Auszubildenden dokumentieren und ergründen, welche Unterstützungsmaßnahmen sie als notwendig erachten. Darauf aufbauend werden Handlungsstrategien für Gesundheitsfachschulen abgleitet.

1.3 Methodik

Basis des vorliegenden Artikels bilden halbstandardisierte Leitfadeninterviews mit neun Lehrenden der generalistischen Pflegeausbildung, die alle als Kursleitung fungierten (siehe Tab. 1.1 Stichprobenbeschreibung). Ein Gesprächsleitfaden diente zur Strukturierung der Interviews und wurde flexibel und halbstandardisiert eingesetzt. Die Teilnehmenden wurden zum Auftreten und der Darstellung von psychischen Erkrankungen und Verhaltensauffälligkeiten in einer Gesundheitsfachschule befragt. Ebenfalls sollten Veränderung, Herausforderungen, die sich aus den Auffälligkeiten ergeben und die Unterstützung, die die Lehrenden benötigen, beschrieben werden.

Die Analyse der Interviews erfolgte über eine qualitative Inhaltsanalyse nach Kuckartz mittels Kategorienbildung (Kuckartz & Rädiker, 2022, S. 106 u. 107) unter Verwendung von MAXQDA. Die Hauptkategorien entwickelten sich deduktiv auf Basis des Interviewleitfadens sowie der theoretischen Fundierung und sind im Folgenden kurz dargestellt: Verhaltensauffälligkeiten, Herausforderungen

Tab. 1.1 Stichprobenbeschreibung (Eigene Darstellung)

	Abschluss	Funktion	Berufstätigkeit
P1	Berufspädagogik M.A	Kursleitung	10 Jahre
P2	Pflegepädagogik M.A	Kursleitung	16 Jahre
P3	Berufspädagogik für Gesundheit und Pflege M.A	Kursleitung	6 Jahre
P4	Pflegepädagogik B.A	Kursleitung, Fachpraktischer Unterricht	18 Jahre
P5	Business Development Management Healthcare and Education u. Berufspädagogik M.A	Kursleitung	7 Jahre
P6	Pflegewissenschaft M.A	Kursleitung	10 Jahre
P7	Diplom-Pflegepädagoge	Kursleitung	23 Jahre
P8	Berufspädagogik für Gesundheit und Pflege M.A	Kursleitung, Stellvertretende Schulleitung	28 Jahre
P9	Management im Gesundheitswesen M.A., Dozent im Gesundheitswesen	Kursleitung	3 Jahre

und Unterstützung. Im Anschluss wurden induktive Subkategorien am Material entlang gebildet.

1.4 Ergebnisse

Im Folgenden werden nun die einzelnen Ergebnisbereiche dargestellt. Strukturiert werden die Ergebnisse durch die vordefinierten Hauptkategorien und die dazugehörigen Subkategorien.

1.4.1 Verhaltensauffälligkeiten wahrnehmen

Die Kategorie „Verhaltensauffälligkeiten" ist in die Subkategorien Darstellung, Wahrnehmung und Veränderung unterteilt.

Es wurden überwiegend externalisierende Störungen, schwerpunktmäßig sozialen Kompetenzen der Lernenden im Rahmen von Gruppenarbeiten, berichtet. Die Lehrenden beschrieben Probleme der Lernenden bei der Zusammenarbeit, Störungen in der Arbeitsatmosphäre und im Umgang miteinander sowie daraus resultierende Konflikte. *„Diese werden nach dem Alles oder nichts Prinzip ausgetragen."* (P8) Im gesamten wurde die Kommunikation und das Konfliktpotenzial als Problem deutlich. *„Die Lernenden sprechen von Wertschätzung untereinander, aber [das] üben sie selbst nicht aus. Sie nehmen viele Dinge direkt persönlich und hinterfragen nicht, was der andere meint."* (P3) Lehrende berichten über eine Zunahme an Konzentrationsproblemen, besonders in Verbindung mit einem auffälligen Bewegungsdrang in Form von häufigen Toilettengängen. Auch eine auffällige häufige Beschäftigung mit sozialen Medien und den Gesprächen mit dem Nachbarn werden erwähnt. *„Starke Konzentrationsschwankungen über den Tag, auch das Einhalten von Regeln fällt schwer."* (P5).

Bei internalisierenden Auffälligkeiten werden zum einen Depressionen, Rückzugstendenzen und eine zu beobachtende Lethargie von Lernenden beschrieben. *„Auch die Konfrontation mit Patienten und der Schichtarbeit führen [...] zur Entwicklung von Depressionen."* (P7) Lehrenden beschreiben einzelne Symptome, die auf eine depressive Episode schließen lassen und darüber hinaus Ängste, die häufig im Zusammenhang genannt werden. Angst äußert sich in den Beschreibungen durch Lernblockaden und Versagensängste.

Als dritte internalisierende Auffälligkeit wurden Essstörungen thematisiert. Dabei bezog sich die Nennung ausschließlich auf Magersucht. Darüber hinaus wurde häufig eine Empfindsamkeit der Lernenden beschrieben sowie vermehrte

Fehlzeiten. Es sind Symptome, die unter verschiedenen Verhaltensauffälligkeiten zum Tragen kommen können, die Verbindung wird in den Interviews jedoch nicht hergestellt. Die Empfindsamkeit wurde besonders durch das Weinen ohne Grund betont und die mangelnden Kenntnisse zum Umgang mit Kritik seitens der Lernenden dargestellt.

Lehrende beschreiben ebenfalls Belastungen auf Basis der Biografie der Lernenden, wie familiäre Probleme, Erfahrungen von Mobbing, Traumatisierung oder sexuellen Übergriffen. Diese Vorerfahrungen wirken sich auf das Verhalten der Lernenden aus und führen im Unterricht sowie im Umgang miteinander immer wieder zu Problemen. *„Sie sind traumatisiert von ihrem Umfeld durch besondere Erlebnisse wie Suizid in der Familie oder Alkoholsucht eines Elternteils."* (P7) Die biografischen Erfahrungen wurden in allen Interviews sehr ausführlich beschrieben und insgesamt ließ sich eine deutliche Zunahme feststellen.

Veränderungen von Verhaltensauffälligkeiten werden von Lehrenden besonders über das Verhalten der Lernenden, ihre Kommunikation und Beobachtungen wahrgenommen. Verhaltensmuster, wie sich zurückziehen oder wenig Aktivität zeigen, sind hier besonders zu beobachten. *„Das Wort Pause ist noch nicht gefallen, dann greifen sie schon zum Smartphone. Es findet keine soziale Interaktion statt."* (P1) Eine Herausforderung stellt für Lehrende die nonverbale Kommunikation dar, da sie wenig Gestik und Mimik zeigen und Lernende nicht in der Lage sind Probleme zu verbalisieren. Die Kommunikation untereinander ist eher gering. Weiterhin ist eine Abnahme der sozialen Kompetenz zu beobachten, die mit den Erfahrungen aus der Zeit der Corona-Pandemie in Verbindung gebracht wird. Lehrende gehen davon aus, dass diese sich in den nächsten Jahren verstärkt. Lernende sehen die Schule häufig als Ankerpunkt und erwarten Hilfestellung, die weit über die Aufgaben von Gesundheits- und Pflegepädagog:innen hinausgehen.

1.4.2 Herausforderungen, die durch Verhaltensauffälligkeiten entstehen

Herausforderungen werden in zwei Bereichen dargestellt. Zum einen den Auswirkungen der Verhaltensauffälligkeiten auf den Unterricht und zum anderem dem Umgang im Kontext der Lehre. Hier wird thematisiert inwieweit sich Lehrkräfte auf den Umgang mit Verhaltensauffälligkeiten vorbereitet fühlen und welche Probleme sich durch die Auffälligkeiten bei den Lernenden für das Unterrichtsgeschehen einstellen.

Die Auswirkungen stellen sich besonders im Unterricht, dem Kursgefüge und bei den Lehrenden dar. „*Es hat Auswirkungen auf das Unterrichtsgeschehen, Unterrichtsgestaltung, Gruppenarbeiten und Gruppenzusammensetzung. Das ist wichtig in der Vorbereitung miteinzubeziehen.*" (P5) Die Unterrichtsgestaltung erfordert eine große Flexibilität, um während des Unterrichts angemessen reagieren zu können. Probleme müssen direkt geklärt werden, da sonst kein Unterricht mehr möglich ist. Das kostet die Lehrenden Kraft und Energie. Der Unterricht lässt sich nicht mehr so durchführen, wie manchmal geplant und Lehrende sind teilweise frustriert und machen sich Sorgen um die Zukunft.

Der Umgang mit Verhaltensauffälligkeiten erfolgt über eine direkte Reaktion der Lehrenden auf Veränderungen, beispielsweise mit kleinen Interventionen. Ein weiterer Ansatz stellt das Führen intensiver Einzelgespräche mit den Lernenden dar, in denen mögliche Herangehensweisen herausgearbeitet werden, was entsprechende Kommunikationskompetenzen erfordert, die bisher nur selten in der gebrauchten Intensität durch das Studium erworben werden. Lehrende fordern, dass die Studiengänge entsprechend angepasst und vor allem Handlungsstrategien und Techniken zum Umgang mit schwierigen Gesprächssituationen integriert werden. Auch Lernende selbst haben aufgrund der Verhaltensauffälligkeiten resultierende Probleme, wie Leistungsschwankungen oder sogar Leistungsabfall.

1.4.3 Wunsch nach Unterstützung durch Fortbildung

Lehrende wünschen sich nach eigenen Angaben, im Bereich des Umgangs mit Verhaltensauffälligkeiten, mehr Fortbildungen. Ziel könnte es sein, Anzeichen für psychische Auffälligkeiten besser und schneller einschätzen zu können. Besonders befürworten sie interne, bedarfsorientierte Fortbildungen. Ein besonderes Augenmerk legten sie auf die Integration einer geschulten Lehrkraft als Vertrauensperson, beispielsweise als Beratungslehrkraft. Diese sollte sowohl beratend für Lernende als auch für Lehrende tätig werden. Hier sind Leitfäden zum Umgang mit psychischen Auffälligkeiten wünschenswert und die Pflege von Netzwerken vor Ort.

1.5 Diskussion

Verhaltens- und psychisch auffällige Lernende stellen mit einer zunehmenden Häufigkeit eine weitreichende Herausforderung für Lehrende in Gesundheitsfachschulen dar. Sowohl die vorliegenden Befunde als auch die verfügbare Literatur beschreiben, dass sich Lehrende im Kontext der Pflegeausbildung aktuell nicht ausreichend vorbereitet fühlen, psychische Auffälligkeiten bei Lernenden zu erkennen. Bereits diagnostizierte Auffälligkeiten, sind Lehrkräften wohl bekannt, jedoch neu auftretende Symptome werden beobachtet. Es fällt den befragten Lehrenden jedoch schwer diese in Zusammenhang mit einer psychischen Erkrankung zu sehen. Obwohl das Stellen von Diagnosen nicht in den Aufgabenbereich der Lehrenden fällt, ist ein verantwortungsvolles Handeln essenziell, was fundiertes Hintergrundwissen und geschulte Einschätzungen voraussetzt. Es zeigen sich Auswirkungen auf den Unterricht, für die Lehrenden und für die Lernenden selbst. Der Umgang erfordert besondere Kompetenzen seitens der Lehrenden. Besondere Defizite zeigen sich in psycho-medizinischen, sozial-emotionalen und sozial-psychologischen Kompetenzen, die für die Herausforderungen sehr wichtig sind (Adrup et al., 2020; Hehmsoth, 2021; Fakhrutdinova et al., 2020; Menzel, 2009).

Bei allen erwähnten Auffälligkeiten ist aus den Interviews nicht ersichtlich, ob Lehrende in der Lage sind, Unterrichtsstörungen von psychischen Auffälligkeiten zu unterscheiden. Zusammenfassend kann festgestellt werden, dass die Verbindung der von den Lehrenden beobachteten Symptome über die theoretischen Modelle der Entstehung mit den Erfahrungen der Lernenden besonders hervorhebt, wie wichtig das Erkennen und ein angemessener Umgang sind, um eine drohende Manifestation zu verhindern. Lehrende betonen besonders die Beziehungsgestaltung als eine wichtige Grundvoraussetzung zum Umgang mit psychischen Auffälligkeiten und fordern schulinterne, auf die Problematiken abgestimmte Fortbildungsangebote. Dies kann sowohl den Belastungen der Lehrenden als auch den aufgeführten Problematiken im Miteinander, der Gruppenarbeiten, den Kurskonflikten und den daraus resultierenden Leistungsschwankungen entgegenwirken.

1.6 Erstellung eines Beratungskonzeptes für eine Gesundheitsfachschule

Auf Grundlage dieser Ergebnisse wurde ein praxisrelevantes Beratungskonzept für eine Gesundheitsfachschule erstellt, das im Folgenden skizziert wird. Es orientiert sich an der Handreichung zum Erlass der Beratungstätigkeiten von Lehrkräften des Ministeriums für Schule und Bildung des Landes Nordrhein-Westfalen zur Arbeit der Beratungslehrkräfte und externen Partner der Schule und die Umsetzung erfolgt in Nordrhein-Westfalen im Landkreis Kleve (Ministerium für Schule und Bildung Land Nordrhein-Westfalen, 2024). Dieses Konzept

1.6 Erstellung eines Beratungskonzeptes ...

zielt darauf ab, dass Lernende in der Schule eine transparente und effektive Beratung und Unterstützung erfahren. Das Konzept beinhaltet Lösungsansätze für schulbezogene psychosoziale und pädagogische Herausforderungen. Dabei sollte das soziale Klima und das Lehr- und Lernklima verbessert werden und die Stärkung und Weiterentwicklung der Lernenden gefördert. Zu einzelnen Auffälligkeiten findet sich ein Handlungsleitfaden (Ministerium für Schule und Bildung Land Nordrhein-Westfalen, 2024; online Material). In diesem werden die entsprechenden Ansprechpartner zur Problematik dargestellt und Ansprechpartner des Netzwerkes verortet.

Die Angebote umfassen Einzelgespräche oder Gruppendiskussionen. Die Prinzipien basieren auf Freiwilligkeit, Vertraulichkeit, Unabhängigkeit und Offenheit. Die Inanspruchnahme erfolgt freiwillig und die Mitarbeit der Ratsuchenden stellt eine essenzielle Voraussetzung für den Erfolg dar.

Dem Beratungs- und Unterstützungssystem gehören die Kursleitung, das Kursleitungsteam bzw. das gesamte Team (Fachlehrkräfte, Beratungslehrkräfte, Entspannungs-Scouts und die Schulleitung) an.

- Die *Kursleitung* stellt die primäre Ansprechperson dar und berät Lernende zu Lerninhalten, Leistungsstand, Leistungsbewertung, Arbeits- und Sozialverhalten, Auffälligkeiten, Classroom-Interventionen und Teamförderung.
- *Fachlehrkräfte* bieten Beratung zu den Fachgebieten an.
- Die *Beratungslehrkräfte* stehen als Ansprechpartner für Lernende, Lehrkräfte und die Schulleitung zur Verfügung und werden tätig, wenn die Beratungskompetenz der Lehrkräfte an ihre Grenzen stößt oder ein weiterer Beratungsbedarf gesehen wird (In Orientierung an der Handreichung zum Erlass für Beratungstätigkeiten von Lehrkräften für das Land Nordrhein-Westfalen, entfallen für jeden angefangenen 200. Lernenden eine Beratungsstunde pro Woche.) Die Beratungslehrkraft übernimmt eine Lotsenfunktion und unterstützt Lehrende und Lernende beim Finden geeigneter Lösungen. Lehrende und Lernende haben die Möglichkeit der Terminvereinbarung. Zu den Arbeitswerkzeugen gehören eine lösungsorientierte Beratung, Coaching, eine intensive Lernberatung und Konfliktberatung. Sie stellen ein Bindeglied zwischen der Schule und den außerschulischen Institutionen des Netzwerkes dar. Darüber hinaus unterstützt die Beratungslehrkraft das Kollegium mit dem Angebot von Supervisionen und bedarfsorientierte interne Fortbildungen. Ein weiteres Aufgabenfeld der Beratungslehrkräfte liegt in der Prävention. Dabei bieten sich, mit Unterstützung der Entspannungs-Scouts, sowohl für Lehrkräfte als auch für Lernende, kleine Einheiten zum Aufbau von Resilienz, Ressourcen und Achtsamkeit an.

Im Beratungskonzept wird ein allgemeines Vorgehen in sechs Schritten für Lehrkräfte empfohlen.

1. Im ersten Schritt erfolgen die Beobachtung und die Dokumentation des auffälligen Verhaltens. Besonders liegt der Fokus auf mögliche Verbindungen und Situationen.
2. Im zweiten Schritt sind Gespräche mit den Lernenden, der Kursleitung oder der Beratungslehrkraft zu führen.
3. Unabhängig davon gilt es im nächsten Schritt trotzdem weiter zu unterrichten. Trotz aller Problematik dürfen die anderen Lernenden nicht aus dem Blickfeld geraten.
4. Im vierten Schritt beziehen die Lehrenden die Beratungslehrkraft mit ein. Diese verschafft sich einen Überblick und leitet notwendige Schritte ein.
5. Der fünfte Schritt besteht aus der Umsetzung der erarbeiteten Ziele. Die Umsetzung wird gefördert und beobachtet.
6. Im letzten Schritt erfolgt die Reflexion und ggf. die Korrektur der Handlung (Meyer & Schlegel, 2020, S. 112–127).

1.7 Fazit

Der Umgang mit verhaltensauffälligen Lernende gehört mittlerweile zum täglichen Tun einer Lehrkraft. Dies ist mit weitreichenden Herausforderungen, wie direkten Auswirkungen auf den Unterricht, spürbar und erfordert zusätzliche Kompetenzen von Lehrenden und ein großes Handlungsrepertoire, sowie weiteren teaminternen Unterstützungsbedarf. Ideen für die Beratung und Unterstützung von Lehrkräften und Bildungsinstitutionen des Gesundheitswesens existieren, eine Implementation in die Praxis sollte nun erfolgen.

Auch im Rahmen der Ausbildung von zukünftigen Lehrkräften im Gesundheitswesen sollte das Thema der psychischen Auffälligkeiten, Kommunikationskompetenzen und Classroom Management adressiert werden (Walther & Schwendemann, 2024). Darüber hinaus sollten die Inhalte innerhalb einer Fortbildung für bestehendes Personal thematisiert und unterschiedliche Verhaltensauffälligkeiten besprochen werden, um einen angemessenen Umgang mit verhaltensauffälligen Lernenden zu ermöglichen. Es werden Auswirkungen auf den Unterricht, den Kurs und die Lehrenden hervorgehoben, die bisher nur in wenigen Fortbildungen adressiert werden. Neben dem Fortbildungsbedarf zeigt sich auch die Notwendigkeit, eine Vertrauensperson in der Gesundheitsfachschule zu implementieren, wobei die spezielle Weiterbildung einer Lehrkraft vorgeschlagen wird.

2 Einsamkeit im Lehrberuf: Psychischer Distress und Herausforderung für die Arbeitszufriedenheit bei Nachwuchslehrenden

2.1 Zusammenfassung

Einsamkeit hat einen Einfluss auf die psychische als auch die physische Gesundheit von Menschen. In diesem Kontext gibt es wenig Forschung zur Prävalenz von Einsamkeit bei Pädagogikstudierenden der Gesundheitsfachberufe. Im vorliegenden Artikel werden Ergebnisse einer Befragung von n = 95 angehenden Lehrkräften aus dem Bereich der Pflegepädagogik in Berlin und Brandenburg zur Prävalenz von Einsamkeit und deren Determinanten berichtet. Die Ergebnisse zeigen, dass auch Studierende Einsamkeit erfahren und diese in der Tendenz positiv mit psychischem Distress und negativ mit dem eigenen Arbeitsengagement zusammenhängen. Es werden Ideen aufgezeigt, wie Einsamkeitserleben im Kontext von Prävention entgegengewirkt werden könnte.

2.2 Einleitung

Einsamkeit wird in der modernen Gesellschaft als bedeutendes Gesundheitsrisiko mit Folgen für die psychische und körperliche Gesundheit angesehen (Buecker & Neuber, 2024; Mann et al., 2022). Im Jahr 2017 erlebten 8,4 % der unter 20-jährigen Einsamkeit. In der Altersklasse der 20–29-jährigen waren es 9,1 % und bei 30–39-jährigen 9,6 % (Eyerund & Orth, 2019). Etwa 42 % der deutschen Bevölkerung gaben 2021 an, dass sie sich zumindest manchmal einsam fühlen (Entringer & Kröger, 2021). Einsamkeit kann alle sozialen Schichten und Lebensphasen betreffen (Marczak et al., 2019).

Auch für die Gruppe der Studierenden gibt es Berichte, dass sich diese einsam fühlen, jedoch existiert wenig Wissen über die spezifische Zielgruppe der Pflegepädagogikstudierenden (McKenna-Plumley et al., 2021).

Die vorliegende Arbeit möchte das Augenmerk auf Studierende legen, die aus Sicht der Verfasserin eine vulnerable Zielgruppe darstellen, da sie beispielsweise das Elternhaus verlassen und sich aufgrund dessen von ihren ehemaligen peer-groups verabschieden (Goosby et al., 2013). Auch bei Nachwuchslehrenden der Gesundheitsfachberufe kann diese Situation angenommen werden. Darüber hinaus erfolgen weitere Einflussfaktoren auf das psychische Wohlbefinden dieser Zielgruppe, wie eine Fokussierung auf die akademischen Leistungen und die gleichzeitige Verantwortungsübernahme als Lehrende für Auszubildende in den Pflegeberufen. Hier sind u. a. ihre Aufgaben diese zu selbstdenkenden, selbstreflektierten und selbstständigen Individuen auszubilden. Darüber hinaus können zusätzliche soziale und familiäre Verpflichtungen mit den anderen Aufgaben einher gehen (Friesacher, 2013).

Der Beitrag zielt darauf ab, die wahrgenommene Einsamkeit von Nachwuchslehrenden zu beschreiben und ihre Auswirkungen auf psychischen Distress und Arbeitsengagement zu untersuchen.

2.2.1 Einsamkeit

Einsamkeit wird als die selbst „wahrgenommene Diskrepanz zwischen den bestehenden und den gewünschten sozialen Beziehungen" beschrieben (Buecker & Neuber, 2024, S. 1095). Sie stellt ein unangenehmes Gefühl dar, das entsteht, wenn einem Menschen soziale Beziehungen fehlen. Dabei bezieht sich Einsamkeit nicht nur auf das quantitative Fehlen von sozialen Kontakten sondern vielmehr auf das Fehlen der Qualität von vorhanden Beziehungen (Gierveld et al., 2006; Perlman & Peplau, 1984).

Lim et al. (2020) beschreibt in ihrem Modell des „Conceptual Model of Loneliness" Auslöser und Risikofaktoren für Einsamkeit:

- Auslöser, oder sogenannte „Trigger", wie beispielsweise Umzug, Scheidung oder der Tod eines nahen Angehörigen sind bestimmte Lebensereignisse oder Lebensphasenübergänge. Diese Trigger können auch primär positiv konnotierte Erlebnisse, wie das Elternwerden oder der Start einer neuen Arbeit sein. Entscheidend ist, dass Trigger die soziale Umwelt eines Individuums verändern.

- Weitere Faktoren sind feste (beispielsweise Geschlecht, Alter, Migrationserfahrung) und veränderliche (beispielsweise kognitive, physische oder psychische Gesundheit) Risikofaktoren. Auch die soziale Umwelt kann Risikofaktor sein, wie beispielsweise der Arbeitsplatz und die digitale Umwelt.

Ein Missverhältnis innerhalb der Trigger und Risikofaktoren, beziehungsweise wechselseitige Spannungen innerhalb dieser Bereiche kann zu Einsamkeit führen (Lim et al., 2020).

Die Chronifizierung von Einsamkeit ist häufig Auslöser für physische und psychische Folgeerkrankungen (Hinz et al., 2021). Studien beschreiben einen Zusammenhang zwischen Einsamkeit und Depressionen (Mann et al., 2022, Goosby et al. 2013) oder auch Angststörungen (Park et al., 2020, Buecker & Neuber, 2024).

Neben dem Einfluss von Einsamkeit auf die psychische Gesundheit wirkt sich Einsamkeit ebenfalls auf das Arbeitsengagement, also den *„Geisteszustand der Mitarbeiter*innen, der bei der Ausübung ihrer Arbeit energisch, engagiert und voller Vitalität ist"*, aus (Jung et al., 2021, S. 950). Tabancali (2016) untersuchte den Zusammenhang zwischen Jobzufriedenheit und Einsamkeit bei Schulleiter*innen und stellte eine negative Korrelation zwischen beiden Variablen fest. Dabei wiesen emotionale Deprivation und soziale Bindungen einen signifikanten Zusammenhang mit der intrinsischen Zufriedenheit der Befragten auf. Insbesondere soziale Bindungen erwiesen sich als wichtiger Prädiktor. Ähnlich fanden Öge et al. (2018) einen negativen Zusammenhang zwischen Einsamkeit und dem Arbeitsengagement. Einsamkeit am Arbeitsplatz kann somit zu Stress, Ungeduld, Hoffnungslosigkeit, Selbstisolation und Unentschlossenheit führen (Uslu, 2021).

2.3 Methoden

2.3.1 Stichprobe

Die Stichprobenrekrutierung erfolgte mehrschrittig. Zuerst wurden alle gesundheits-, pflege- und medizinpädagogische Studiengänge in Berlin und Brandenburg ermittelt (n = 8) und im Mai 2023 per E-Mail kontaktiert. Insgesamt antworteten vier Einrichtungen mit insgesamt N = 391 eingeschriebenen Studierenden. Von diesen schlossen n = 95 Teilnehmende die Umfrage vollständig ab. Die Teilnehmenden sind überwiegend weiblich (73,7 %) und studieren in Teilzeit (86,3 %). Die Altersgruppe der 20–24-jährigen sind in der Stichprobe am häufigsten vertreten (siehe Tab. 2.1).

Tab. 2.1 Demographische Daten der Stichprobe (n = 95) (Eigene Darstellung)

Demographische Kategorie	Relative Häufigkeit (in %)	Absolute Häufigkeit
Geschlecht		
Weiblich	73,7	70
Männlich	25,3	24
Divers	1,1	1
Alter		
15–19 Jahre	3,2	3
20–24 Jahre	31,6	30
25–29 Jahre	26,3	25
30–34 Jahre	18,8	18
35–39 Jahre	9,5	9
>40 Jahre	10,6	10
Studienform		
Vollzeitstudium	13,7	13
Teilzeitstudium	86,3	82
Fachsemester		
1. Fachsemester	5,3	5
2. Fachsemester	28,4	27
3. Fachsemester	15,8	15
4. Fachsemester	9,5	9
5. Fachsemester	5,3	5
6. Fachsemester	18,9	18
7. Fachsemester	4,2	4
8. oder höher	11,6	11

2.3.2 Fragebogenkonstruktion und Auswertungsmethodik

Der Online-Fragebogens bestand aus der UCLA-Einsamkeitsskala (Döring & Bortz, 1993), die das subjektive Gefühl von Einsamkeit misst. Hohe Werte stehen für höhere Einsamkeitsempfindung (max. 80 Punkte können erreicht werden). Die UWES-9 ist ein Instrument zur Messung des Arbeitsengagements, das mit 9 Items in 3 Dimensionen gemessen wird (Schaufeli et al., 2006). Hohe Werte stehen für ein hohes Arbeitsengagement, dieses kann ein Maximum von 6 Punkten annehmen. Mit 10 Items wurde die K10 Skala zur Messung von psychischer Distress (Giesinger et al., 2008) herangezogen. Hohe Werte auf der Skala stehen für hohe psychischen Distress, maximal können 50 Punkte erreicht werden. Zur Erstellung des Fragebogens wurde die Onlineplattform soscisurvey genutzt und mittels IBM SPSS (v 29.0) ausgewertet. Es wurden deskriptive Statistiken sowie Zusammenhänge berechnet.

2.4 Ergebnisse

Die Teilnehmenden weisen im Mittel einen Einsamkeitsscore von 41,15 Punkte (SD = 10,79), einen psychischen Distress im Mittel M = 21,26 (SD = 7,43) und ein mittleres Arbeitsengagement von M = 3,49 (SD = 1,14) auf. Somit weisen Pädagogikstudent*innen der Gesundheitsfachberufe durchschnittlich ein moderates Einsamkeitsgefühl auf. Der psychischen Distress liegt im mittleren Bereich und das Arbeitsengagement wird auf einem ebenfalls mittleren Niveau, im Durchschnitt beschrieben (siehe Tab. 2.2).

Die Analyse der Zusammenhänge zwischen Einsamkeit, psychischem Distress und Arbeitsengagement ergibt dass sich Einsamkeit und Arbeitsengagement negativ beeinflussen (r = −0,411; p < 0,001) und Einsamkeit und psychischem Distress in einem positiven Zusammenhang stehen (r = 0,542; p < 0,001). Dies bedeutet: Je einsamer eine Person ist, desto höher ist ihr psychischer Distress und desto niedriger ist ihr Arbeitsengagement. Ebenfalls beeinflusst ein hoher psychischer Distress das Arbeitsengagement negativ (r = −0,339; p < 0,001) und bedeutet somit, dass Menschen, die negativen Stress erleben weniger Arbeitsengagement zeigen.

Tab. 2.2 Deskriptive Statistik Einsamkeit, psych. Gesundheit und Arbeitsengagement (n = 95) (Morgenstern & Radtke, 2025, S.33)

	Maximum	Minimum	M	SD
Einsamkeit	77	24	41,15	10,79
Psych. Distress	41	10	21,26	7,43
Arbeitsengagement	6,00	0,56	3,49	1,14

2.5 Diskussion und Ausblick

Die vorliegenden Ergebnisse zeigen auf, dass manche Pädagogikstudierende der Gesundheitsfachberufe in Berlin und Brandenburg Einsamkeit wahrnehmen und diese sich auf ihren psychischen Distress und das Arbeitsengagement auswirkt. Bonsaksen et al. (2022) stellten fest, dass Studierende tendenziell häufiger von Einsamkeit betroffen sind als andere Personen. Ursachen dafür könnten laut Weber et al. (2022) eventuell ein erhöhtes Stressniveau, mangelnde soziale Unterstützung und das Erleben negativer Emotionen sein. Weiterhin werden ein Zusammenhänge zwischen Einsamkeit und psychischen Störungen, Arbeitsengagement und Jobperformance beschrieben (Kahn et al., 2020). Betrachtet man Einsamkeit vor dem Hintergrund des Arbeitsumfeldes, so wirkt sich Einsamkeit beispielsweise negativ auf den Austausch zwischen Kolleg:innen sowie auf die Kommunikation mit Vorgesetzten aus (Arslan et al., 2020; Lam & Lau, 2012). Dagegen wird eine gute Kommunikation im Team gegen Einsamkeit und verstärkt die positive Beziehung (Arslan et al., 2020; Wright, 2015).

Zu beachten ist, dass sich die präsentierten Ergebnisse auf eine kleine Stichprobe in den Bundesländern Berlin und Brandenburg beziehen, wie es um die Empfindung von Einsamkeit in den anderen Bundesländern bestellt ist, ist nicht bekannt. Auch die Interpretation bedeutsamer Zusammenhänge kann als Tendenz angesehen werden, jedoch nicht als kausale Beziehung (Janse et al., 2021). Es könnten also weitere Variablen existieren, die Einsamkeit beeinflussen und im Gesamtkontext eine wichtige Rolle spielen, die in dieser Untersuchung jedoch nicht berücksichtigt wurden.

2.6 Handlungsempfehlungen

Diese dargestellten Ergebnisse zeigen Ansatzpunkte für mögliche Interventionen auf. Studierende der Gesundheits- und Pflegepädagogik zeigen Tendenzen für Einsamkeit auf, die sich negativ auf ihr Arbeitsengagement auswirken können. Um einer negativen Auswirkung auf die Lehrtätigkeit von Berufsanfängern zu verhindern, ist es notwendig diese als vollständige Teammitglieder in die Kollegien mit zu integrieren. Wie dargestellt kann sich eine kollegiale, teamorientierte Zusammenarbeit förderlich auf das soziale Wohlbefinden im Arbeitskontext auswirken und somit Einsamkeit im Job verhindern (Lam & Lau, 2012; Perlman & Peplau, 1984). Das Ziel der Pflegeschulen sollte es sein, den Auszubildenden eine hochwertige Ausbildung zu bieten. Wenn Pflegeschulen den Austausch zwischen

2.6 Handlungsempfehlungen

den Organisationsmitgliedern und den Pädagogikstudierenden der Gesundheitsfachberufe fördern, können Lehrkräfte motivierter sein, sich stärker für ihren Unterricht zu engagieren und ihr Arbeitsengagement zu steigern. Zudem sollte auch eine konstruktive Kommunikation zwischen Vorgesetzten und Lehrenden gefördert werden (Lam & Lau, 2012).

Neben den Maßnahmen, die in Pflegeschulen umgesetzt werden sollten, ist es ebenso wichtig, dass im Rahmen des Studiums das Thema „Einsamkeit" adressiert werden sollte. Besonders vielversprechend erscheinen hier Gruppeninterventionen, in denen die Studierenden durch Psychoedukation und Reflexionsübungen lernen, mit Einsamkeit umzugehen. Unterstützungsgruppen könnten zusätzlich einen geschützten Raum bieten, in dem Studierende über ihre Probleme sprechen und Erfahrungen austauschen können (Ellard et al., 2022). Denn soziale Interventionen können zur Reduktion von Einsamkeit führen, wie beispielsweise gemeinsame Aktivitäten im Team. Weitere Strategien, die gegen Einsamkeit wirksam sein können, ist der Kontakt mit Tieren, Online-Interventionen oder Gespräche (analog oder digital) mit anderen sowie das Führen eines digitalen Tagebuchs. Online-Plattformen bieten zudem die Möglichkeit, neue Freundschaften zu knüpfen und ein Gefühl der Zugehörigkeit zu entwickeln (Ellard et al., 2022).

3 Mentalen Gesundheitskompetenz als Schlüssel: Burnout Prävention in der Pflegeausbildung

3.1 Zusammenfassung

Zunehmende Alterspflegebedürftigkeit und institutionelle Rahmenbedingungen führen u. a. zu einer Steigerung der Arbeitsbelastung von Pflegenden. Um möglichst lang, gesund im Beruf zu bleiben ist ein gutes Gesundheitsbewusstsein erforderlich und damit einhergehend eine gute mentale Gesundheitskompetenz.

Der vorliegende Beitrag fasst die Ergebnisse einer qualitativen Lernenden Befragung zum Wissen über psychische Erkrankungen und ihren individuellen Bewältigungsstrategien zusammen, um Konsequenzen für die Förderung mentaler Gesundheitskompetenz im Pflegeunterricht abzuleiten. Dabei stellt sich die Frage, wie angehende Pflegefachkräfte in der Ausbildung gestärkt werden können, damit Burnout-Tendenzen frühzeitig wahrgenommen und ein vorzeitiges Ausscheiden aus dem Tätigkeitsfeld vermieden werden können.

3.2 Einleitung

In den letzten 10 Jahren ist ein Anstieg von krankheitsbedingten Fehltagen in der Alten- und Krankenpflege zu verzeichnen. Dieser wird mit 41 % beschrieben. Herausforderungen, die zur Steigerung der Arbeitsbelastung führen können sind u. a. der bestehende Fachkräftemangel oder unzureichende institutionelle Rahmenbedingungen (Techniker Krankenkasse, 2023). Der Fachkräftemangel wird laut Prognosen bis zum Jahr 2035 weiter ansteigen (Schwendemann et al., 2024). Eine Ursache für krankheitsbedingte Fehltage können psychische Erkrankungen sein. Laut der BARMER (2024) leidet jede zweite Pflegefachkraft unter psychischen Erschöpfungssyndromen (Institut für Betriebliche Gesundheitsberatung GmbH & Barmer, 2024, S. 31; Springer, 2022).

Es gilt zukünftige Pflegeberufen durch die Ausbildung auf die Bedingungen am Arbeitsplatz vorzubereiten und sie widerstandsfähig gegenüber Herausforderungen zu machen. Ein Faktor stellt die psychische Gesundheit der Pflegekräfte dar. Eine Rolle in der Aufrechterhaltung der eigenen psychischen Gesundheit spielt die sogenannte mentale Gesundheitskompetenz. Diese wird definiert als, „das Wissen einer Person über die Entstehung und Aufrechterhaltung von psychischer Gesundheit, über psychische Erkrankungen und deren Behandlungsmöglichkeit und über Strategien zur Förderung der psychischen Gesundheit und zur Prävention psychischer Erkrankungen" (König et al., 2024, S. 521). Die psychische Gesundheitskompetenz der Gesamtbevölkerung wird aktuell im mittleren Bereich verortet. Insbesondere Männer, junge bis mittelalte Menschen und Personen mit niedrigem und mittlerem Sozialstatus erweisen sich als vulnerable Gruppen (König et al., 2024).

Für Auszubildende in den Pflegeberufe, die seit 2020 generalistisch durchgeführt wird sind neben den allgemeinen Herausforderungen des Pflegeberufs, weitere Herausforderungen zu beschreiben (Staatsministerium für Kultus Freistaat Sachsen, 2020, S. 5–6). Die Auszubildenden sind an zwei Lernorten verortet und müssen ihre Lern- und Entwicklungsprozesse innerhalb der Schule sowie der Praxis durchführen. Für den Umgang mit Herausforderungen ist Wissen im Kontext der Gesunderhaltung notwendige Voraussetzung, also die psychische Gesundheitskompetenz von Nöten, um langfristig den Beruf absolvieren zu können. Hier jedoch wird darauf hingewiesen (Edelmann et al. 2022, S. 458), dass ein unzureichender Wissenstransfer in der Praxis zu beobachten ist.

Schlussfolgernd sollte dahingehend im Kontext der Ausbildung die Grundlagen für eine angemessene psychische Gesundheitskompetenz gelegt werden, sodass gesundheitsrelevante Informationen zum einen aufgefunden und beurteilt werden können, zum anderen aber genau dieses Wissen dann auch im Kontext der eigenen Gesundheit angewendet wird (Bundesministerium für Gesundheit, 2024; IW Köln, 2018). Dieser Frage geht der vorliegende Beitrag nach und möchte herausfinden, welchen Stellenwert die Förderung der psychischen Gesundheitskompetenz in der pflegerischen Ausbildung einnimmt. Darüber hinaus wird betrachtet, wie diese dann zur Vermeidung eines Burnout Syndroms verwendet werden kann. Dabei liegt der Fokus auf der Umsetzung von Wissen zur Förderung der mentalen Gesundheit aus Perspektive der Lernenden.

3.2 Einleitung

3.2.1 Burnout – Eine psychische Erkrankung

„Burnout heißt »ausgebrannt sein« und bezeichnet einen plötzlich einsetzenden oder langsam beginnenden Zustand körperlicher, geistiger und gefühlsmäßiger Erschöpfung" (Schmidt, 2015, S. 35). In der ICD-11 (Code QD 85) wird Burnout definiert „als Folge von chronischem Stress am Arbeitsplatz [...], der nicht erfolgreich bewältigt wurde." (Reichhart & Pusch, 2023, S. 242).

Laut Burisch (2014, S. 19, 30–35) lassen sich die zahlreichen Symptome, die bei beruflicher Belastung auftreten können, in sechs Phasen einteilen. Dabei ist zu beachten, dass die Krankheitszeichen gleichzeitig eintreten oder sich gegenseitig aufheben können. Die zentralen Phasen nach Burisch (2014, S. 26–29) werden in Tab. 3.1 aufgeführt:

Tab. 3.1 Phasenverlauf eines Burnouts mit Symptomen

Phasen		
	1. Beginnende Warnsymptome	• Hyperaktivität • Leugnung eigener Gefühle • Energiemangel
	2. Engagement nimmt ab	• Verlust von Empathie • Verlust von Idealen • Negative Arbeitseinstellung
	3. Emotionale Kontrolle/Schuld	• Depression • Schuldgefühle • Selbstmitleid
	4. Abbau von:	• Konzentration • Motivation • Flexibilität
	5. Psychosomatische Reaktion	• Schlafstörungen • Herz-Kreislauf Beschwerden • Rücken- und Muskelschmerzen
	6. Verzweiflung	• Hoffnungslosigkeit • Suizidgedanken • Negative Einstellung

Quelle: Eigene Darstellung in Anlehnung an Burisch (2014, S. 26–39)

Burnout weist einen phasenartigen Prozessverlauf auf, welcher sich in Abhängigkeit vom Betroffenen und den jeweilig einwirkenden Faktoren sowohl individuell gestaltet als auch vorzeitig gestoppt werden kann (Burisch, 2014, S. 29–30). Schlechte Arbeitsbedingungen, geringe Wertschätzung, Belastungen im Privatleben und ein Überengagement können psychischen Stress auslösen und langfristig zu Burnout führen (Burisch, 2014, S. 136; Reichhart & Pusch, 2023, S. 245).

3.2.2 Herausforderungen des Pflegeberufs und Auswirkungen auf die Entstehung von Burnout

Die Entstehung von Burnout wird mehrfaktoriell beschrieben. Ein Faktor kann das berufliche Umfeld darstellen, das im Kontext der Pflege mit unterschiedlichen Herausforderungen verbunden ist. Das gegenwärtige Belastungsprofil im Tätigkeitsbereich der Pflege wird neben den Umgang mit Krankheit, Alter und Sterben durch weitere Faktoren bestimmt, wie beispielsweise die Zuständigkeit für mehrere Arbeiten gleichzeitig, ein hoher Zeitdruck bei der Ausführung von Tätigkeiten, Arbeiten an der Leistungsgrenze und Schicht- oder Wochenendarbeit (Schmidt, 2015). Menschen, die in der Pflege arbeiten haben so Messer (2014, S. 11) das Bedürfnis zu Helfen und empfinden dies als einen von innen geleiteten „Impuls". Diese Hilfsbereitschaft kann aber auch, so Schmidtbauer (2002, S. 4) negativ die Gesundheit beeinflussen, wenn ein „Helfersyndrom" daraus entsteht (Burisch, 2014, S. 171, 177–178).

Darüber hinaus können auch Rahmenbedingungen und gesellschaftliche Anforderungen Risikofaktoren für die Entstehung von Burnout darstellen. Ein stetig wachsender Verwaltungs- und Dokumentationsaufwand, generelle Zeitnot, kritisch eingestellte Zu- und Angehörige, unregelmäßige Arbeitszeiten, fehlende Regenerationsfähigkeiten sowie eine zunehmende Teilzeitbeschäftigung sind veränderte Rahmenbedingungen, die im gesellschaftlichen Berufsbild unberücksichtigt bleiben (Bolkart, 2022, S. 23–25). So sind auch Effizienzsteigerung, Kontrollverlust, Führungsstil, Fremdbestimmung, neuartige Krankheitserreger, mangelnde Arbeitsplatzausstattung sowie unzureichende Arbeitsbedingungen als weitere Aspekte zu nennen (Schmidt, 2015, S. 44, 59–61). Die zunehmende Technologisierung im Arbeitsalltag und daraus resultierende Veränderungen können ebenfalls herausfordernd sein (Ehrenbrandtner, 2022, S. 19).

Gleichzeitig belegt der aktuelle Pflegenotstandsbericht Deutschland 2022, dass eine Verdopplung der Pflegebedürftigkeit in den letzten zwei Jahrzehnten stattfand (Bolkart, 2022, S. 8–17). Gründe dafür sind der demographische Wandel und eine gesellschaftliche Überalterung mit einer enorm gestiegenen Pflegequote.

3.2 Einleitung

Demzufolge bedarf es einer vermehrten Pflegeversorgung mit ausreichend Pflegepersonal, um diese Pflegeinfrastruktur gewährleisten zu können. Allerdings ist jetzt bereits feststellbar, dass ein Fachkräftemangel in Deutschland vorliegt. Somit kann festgehalten werden, dass Mitarbeitende im Pflegesektor eine Balance zwischen extern einwirkenden Situationen und ihren eigenen individuellen Werten, Normen und Bedürfnissen finden müssen, um empathisch zu helfen, ohne sich selbst Schaden zuzufügen (Schmidt, 2015, S. 11). Dies kann nur gelingen, wenn eine Sensibilisierung zum Thema Burnout bei angehenden Pflegefachkräften stattfindet, wenn eine Balance zwischen einwirkenden Situationen und ihren eigenen Bedürfnissen angestrebt wird (Schmidt, 2015, S. 11, S. 46–47).

3.2.3 Mentale Gesundheitskompetenz

Gesundheitskompetenz wurde erstmalig in den 1970er Jahren unter dem Begriff „Health Literacy" erwähnt (Lenartz, 2012, S. 20). Ausgehend von einem auf die allgemeine Lese- und Schreibfähigkeit fokussierte Begriffsdefinition (Andrus & Roth, 2002, S. 282) wurden weitere Kompetenzen hinzugefügt und heute wird Gesundheitskompetenz sehr vielfältig verstanden und definiert (Rupp & Schwendemann, 2024, S. 175). Eine in Europa häufig verwendete Definition ist die von Sørensen et al. (2012, S. 82): *„Health literacy is linked to literacy and entails people's knowledge, motivation and competences to access, understand, appraise, and apply health information in order to make judgments and take decisions in everyday life concerning healthcare, disease prevention and health promotion to maintain or improve quality of life during the life course"*. Sørensen et al. (2012, S. 86–88) bindet in ihrem allumfassenden Modell funktionale und kritische Kompetenzen mit ein, die alle Lebensbereiche umfassen. Gesundheitsinformationen fungieren somit als Ressourcen und gelten als fundamentale Voraussetzung, um diese im Kontext der Gesundheit zu verstehen, zu interpretieren und zu bewerten (Schaeffer & Pelikan, 2017, zitiert nach Sørensen et al., 2017, S. 91). Diese Entscheidungsprozesse ermöglichen es, Krankheiten zu verstehen, im Vorfeld mittels Prävention einzudämmen und mithilfe von Gesundheitsförderung zu verhindern (Schaeffer & Pelikan, 2017, S. 12).

Mentale Gesundheitskompetenz, also die Fähigkeit im Kontext der psychischen Gesundheit, beinhaltet das Wissen über die Entstehung und Aufrechterhaltung von psychischer Gesundheit, über psychische Erkrankungen und deren Behandlungsmöglichkeiten, Strategien zur Förderung der psychischen Gesundheit und zur Prävention psychischer Erkrankungen (König et al., 2024, S. 521). Allen Beschreibungen zu Folge ist eine gesundheitskompetente Person dazu in der Lage ein gesundheitsförderliches eigenverantwortliches Leben zu führen und mit gesundheitsrelevanten Informationen kompetent umzugehen (Schaeffer & Pelikan, 2017, S. 11–12; Jorm, 2020, S. 146).

Nach Sørensen et al. (2012, S. 89) ist Gesundheitskompetenzentwicklung durch einen umfangreichen Bildungsprozess möglich (Prodöhl & Okan, 2023, S. 585). Dabei gelingt es, gesundheitliche Herausforderungen zu meistern (Schaeffer & Pelikan, 2017, S. 13). Menschen werden somit aufgefordert und motiviert, ihr Leben gesundheitsbewusst mitzugestalten und eigenverantwortlich zu leben (Kolpatzik et al., 2018, S. 78). Es lässt sich jedoch ein Mangel beschreiben, Gesundheitskompetenz in den Bildungsprozess zu integrieren (Schulenkorf & Okan, 2023, S. 545–546, 548). Obwohl der Lernort Schule als zentrales, bedeutendes Setting deklariert werden kann, indem gesundheitsrelevante Themen auf alle Kinder, Jugendliche und Erwachsene zusammentreffen, werden diese nur querschnittsmäßig mit anderen Aspekten abgehandelt. Kirchhoff & Okan (2023, S. 665, 668) weisen auf organisationale, gesundheitsförderliche Rahmenbedingungen und Prozesse hin, die allen Beteiligten im Schulsetting zur Verfügung stehen. Ziel sollte sein, dass die Schule als ganzheitlicher, gesundheitsbewusster Lernort angesehen wird, der aufgrund seiner langen Einwirkzeit prägend für die Gesundheitskompetenzentwicklung ist (Prodöhl & Okan, 2023, S. 593).

3.3 Methodik

Aktuell wissen wir wenig über die Gesundheitskompetenz von Pflegefachkräften (Schaeffer et al., 2023, S. 85; Simon et al., 2022, S. 1039). Eher ist ihre Rolle in der Förderung von Gesundheitskompetenz bei Patient:innen beschrieben. Über die psychische Gesundheitskompetenz von angehenden Pflegekräften ist darüber hinaus wenig bekannt. Zur Ergründung der beschriebenen Forschungslücke erfolgte eine qualitative Studie mit Pflegeauszubildenden an einer ausgewählten sächsischen Pflegefachschule (Mayring, 2020, S. 4).

Auf Basis eines semi-standardisierten Befragungsinstruments wurden im November 2023 qualitative Interviews durchgeführt. Dabei galt es den gegenwärtigen Kenntnisstand über psychische Erkrankungen, über psychische Belastungen und deren Umgang mit diesen zu ergründen. Sechs Pflegeauszubildenden nahmen freiwillige teil. Alle Regeln des Datenschutzes wurden eingehalten. Die qualitativen Interviews wurden aufgezeichnet und mit fx4 automatisch transkribiert (dr. dressing & pehl GmbH, n. d.). Die Auswertung erfolgte mit MAXQDA anhand einer inhaltlich strukturierenden Analyse mit deduktiven und induktiven Kategorienbildung (Kuckartz & Rädiker, 2022, S. 129).

Tab. 3.2 Charakterisierung der Stichprobe (n = 6) (Eigene Darstellung)

ID/ Interviewnummer	Geschlecht	Alter	Ausbildungshalbjahr	Familienstand	Interviewdauer (in min)
1	w	49	6	Verheiratet, kinderlos	42:47
2	w	19	6	Ledig	26:36
3	w	48	6	Geschieden, drei Kinder	21:44
4	m	20	6	Ledig	33:09
5	w	35	4	Verheiratet, zwei Kinder	16:28
6	w	21	5	Ledig	34:21

3.4 Ergebnisse

3.4.1 Stichprobe

In Tab. 3.2 werden die Teilnehmenden dargestellt.

3.4.2 Stressbelastung während der Ausbildung

Die Hälfte der Auszubildenden beschreiben eine hohe Stressbelastung über die gesamte Ausbildung hinweg. Die neue Arbeitssituation mit dem Schichtdienst beeinflusst auch das soziale Leben der Befragten *„Das erste Mal arbeiten war für mich stressig [...] will was mit Freunden machen und aber dann hat man eben Früh- oder Spätschicht und dann klappt es eben nie. Und am Anfang war es für mich Stress, weil ich damit auch gar nicht so richtig umgehen konnte"* (ID 2, Z284–287).

Darüber hinaus wird eine Lernbelastung beschrieben: *„so viel Lehr[n]aufträge kriegten wir, das war einfach zu viel."* (ID 3, Z 334–335). Hier werden ebenfalls Gedanken, die Ausbildung abzubrechen geäußert: *„Natürlich gab es auch Tage, wo ich gesagt habe: „ich haue (umg. schmeißen) den ganzen Scheiß hin"* (ID 5, Z149).

Die Vereinbarkeit der zwei Lernorte führt ebenfalls zu Stress, da die Rahmenbedingungen sehr unterschiedlich sind und auch Dienstzeiten wechseln. Viele Befragte benennen einen *„inneren Druck* (ID 6, Z153, Z229, Z367–368; ID2, Z152) und schildern körperliche Symptome des Stresses, wie Kopfschmerzen oder Schwitzen und psychische Symptome, wie Emotionalität oder

Konzentrationsprobleme. Auch eine verstärkte Gereiztheit, Unruhe, Wut, Ärger und Enttäuschung sind Empfindungen, die bei fast allen Pflegeauszubildenden wahrgenommen werden.

Vier der Befragten schildern ihr Wohlbefinden. *„Also mir geht es gut. Ich...- fühle mich wohl auch auf Arbeit und in der Schule"* (ID2, Z118). Auch die Aspekte der Sicherheit und des Glücklichseins werden in Verbindung mit Wohlbefinden aufgeführt. Deren Basis gute Beziehungsverhältnisse zu Lehrenden und Klassenmitgliedern und Praxisanleitenden sind. Dabei nimmt die Hälfte aller Befragten einen offenen und vorurteilsfreien Umgang mit psychischen Problemen wahr.

3.4.3 Wissen über psychisch relevante Themen

Thematisch beschäftigen sich angehende Pflegefachpersonen mit dem Thema Burnout lernfeldübergreifend sowohl im Unterricht als auch in der Praxis. Burnout *„war Thema im Unterricht...und man kommt auch damit in Berührung im Alltag"* (ID 6, Z92–93).

Theoretisches Wissen über psychiatrische Lerninhalte wird im Rahmen des Unterrichts anhand unterschiedlicher Medien und methodischer Vorgehensweisen vermittelt, hier werden Folienvorträgen und Lehrvideos genannt, genauso wie Handouts, Lückentexte oder Diskussionen. Die vermittelten Inhalte werden gut verstanden, jedoch ist eine unzureichende Verknüpfung mit der Praxis und der Anwendung des Wissens im eigenen Handlungskontext zu verzeichnen.

3.4.4 Wahrnehmung von der Bewältigung von Stress und psychischer Belastung

Eine gute Selbstwahrnehmung ermöglicht einerseits eigene als auch fremde psychische Bedürfnisse frühzeitig zu erkennen. Zielgerichtete Bewältigungsstrategien sind wichtig, um frühzeitig intervenieren zu können. Beispielsweise *„mit jemanden drüber zu reden. Der mich dann auch versteht"* (ID 2, Z180) ist eine Möglichkeit mit dem beruflichen Stress umzugehen. Darüber hinaus werden die eigene Familie sowie Freunde genannt, mit denen dann über die Belastungen gesprochen wird. Weitere Bewältigungsstrategien sind Achtsamkeitserfahrungen in der Natur oder mit tierischen Begleitern. *„Ich nehme den Hund und gehe mit dem in den Wald. Geh mit dem Spazieren. Es passiert auch, dass ich im Wald schrei"* (ID 1, Z161–162). Darüber hinaus werden sportliche Aktivitäten oder regenerierende

Erholungsphasen des Schlafens oder Lesen als Strategien zur Stressbewältigung und zum Abschalten aufgezählt.

Eine Interviewpartnerin berichtet, dass aufgrund ihrer Belastung ihre Ausgleichsaktivitäten reduziert sind, da *„Sport und [...] meine Freunde [...] in der Woche [...] jetzt nicht mehr so oft [sehe]. Höchstens einmal in der Woche sieht man sich mal für eine Stunde draußen"* (ID 4, Z152–154).

Der Umgang mit psychischen Auffälligkeiten bei Patient:innen findet bei zweidrittel der Befragten selbstsicher statt. Jedoch gibt über die Hälfte aller Befragten an, dass Burnout und andere psychologische Krankheitsbilder und deren pflegerischer Umgang im Rahmen des Unterrichts verstärkt vermittelt werden sollten. Auch eine bessere Zusammenarbeit innerhalb der Schule und zwischen den Kooperationspartnern wird von zwei Befragten als förderlich für die Verknüpfung von Theorie und Praxis gesehen.

3.5 Diskussion

Die Ergebnisse der vorliegenden Arbeit zeigen, das Pflegeauszubildende innerhalb ihrer dreijährigen Ausbildungszeit mit unterschiedlichen Stressoren konfrontiert sind. Sie spüren besonders zu Beginn der Ausbildung die Herausforderung, sich an neue zeitliche und institutionelle Anforderungen anzupassen. Dies wird meist bei jungen Auszubildenen mit Schlafen kompensiert, was weitere Studien bestätigen (Lange, 2019, S. 370–371). Belastungen werden im Rahmen der Pflegeausbildung in unterschiedlichen Zeiträumen und Intensitäten empfunden und sich stressige Phasen sowie Phasen des Wohlbefindens abwechseln (Schmidt, 2015, S. 87).

Im zweiten Lehrjahr wird von einer hohen Lernanforderung berichtet, die in Form von Leistungsnachweise und großem Lernpensum erfolgen. Darüber hinaus sind die Rahmenbedingungen durch weite Anfahrtswege zu den Praktika und Konflikte innerhalb der Klasse gekennzeichnet. Im zweiten Lehrjahr wird das Ausmaß an Stress sehr hoch eingestuft, da sogar Ausbildungsabbrüche in Erwägung gezogen werden. „Wenn Ziele abhandenkommen" oder ein „reduziertes Engagement" ersichtlich wird, kann das nach Burisch (2014, S. 31) auf einen Burnout-Prozess hindeuten.

Am Ende der Ausbildung kämpfen die Auszubildenden mit Ängsten, wie beispielsweise dem Versagen und einer Überforderung, wenn vermehrte Lernaufträge innerhalb der Prüfungsvorbereitungszeit noch abgearbeitet werden müssen. Unsicherheiten werden beschrieben, wie die Lösung von komplexen Prüfungsaufgaben oder das Vortragen von Präsentation und die Wiedergabe von Fach-

und Handlungswissen. Es wird berichtet, dass emotionale Erleichterungen durch Schreien oder Weinen erfolgt und langanhaltender Konzentrations- und Motivationsverlust erscheint. Nach Schmidt (2015, S. 45) sind es Unsicherheiten, Ängste und Schuldgefühle, die auf einen Misserfolg hindeuten und sich förderlich auf eine Burnout-Entwicklung auswirken. Deshalb ist es unabdingbar, diese psychischen Belastungen am Ausbildungsende zu minimieren.

Eine Verbindung aus sportlichen Aktivitäten und Aktivitäten in der Natur dienen zur Bewältigung dieser Herausforderungen und werden von Lange (2019, S. 371) als „Bewältigungspotential" ebenfalls beschrieben. Ebenfalls förderlich ist es, dass die Befragten beschreiben, dass sie sich in der Ausbildungszeit wohlfühlen. Dies wird auf offene, vertrauensvolle Kommunikations- und Diskussionsrunden mit Lehrenden, Lernenden und Praxisanleitenden zurückgeführt. Diese Einflussfaktoren erscheinen somit essenziell, das Wohlbefinden bei Pflegeauszubildenden zu verbessern.

3.5.1 Wissensmanagement psychischer Informationen

Pflegeauszubildende kommen im Rahmen ihrer Ausbildung mit psychologischen Themen im lernfeldübergreifenden Unterricht und innerhalb von Praktika in Berührung. Das Verständnis dieser fällt ihnen jedoch schwer, da die Inhalte vielfältig in den ineinander übergreifenden Lernfeldern mittels komplexer Fallbeispielen vermittelt werden. Der Wissenstransfer im Rahmen der curricularen Einheiten und mit ineinander aufbauenden Lernsituationen wird erst zum Ende der Ausbildungszeit verknüpft.

Wichtig ist es ebenfalls, dass Informationskompetenz im Rahmen der Ausbildung gelehrt und erworben wird (Gieseke, 2016, S. 15). Eine Förderung der digitalen Medienkompetenz wird ebenfalls als wichtig erachtet (Schulenkorf und Okan, 2023, S. 551). Dabei spielt es eine Rolle, dass Auszubildende lernen, wie sie verlässliche Quellen finden können und diese dann im Kontext ihrer Arbeit und der eigenen Gesundheit einsetzen können.

3.5.2 Wissen in der Praxis anwenden

Die Befragten berichten, dass sie selbstsicher ihr Wissen zu psychischen Erkrankungen in der Praxis bei ihren Patient:innen anwenden können. Dagegen sind Schwierigkeiten im Kontext der Anwendung für die eigene Gesundheit und Selbstpflege zu beobachten. Obwohl Gespräche mit Vertrauenspersonen einen wesentlichen Einfluss auf das soziale Wohlbefinden haben (Lippke et al., 2023, S. 718), werden diese nur von der Hälfte der Auszubildenden als Strategie im Umgang mit Stress genutzt. Auch ausgearbeitete Zeitpläne und sportliche Aktivitäten werden partiell als Copingstrategien angewendet (Reichhart & Pusch, 2023, S. 232–233). Dabei wird hauptsächlich auf die Familie als Ressource zurückgegriffen, gefolgt von Freunden und der Einbezug von Aktivitäten in der Natur. Insgesamt sind Schwierigkeiten in der Selbstfürsorge bei Auszubildenden der Pflegeberufe zu berichten.

Diejenigen, die Strategien kennen, wenden diese dann auch im Kontext sicher an, da Stressempfindungen ohne Erschöpfungsgefühle, mentale Distanziertheit und Erfolglosigkeit wahrgenommen werden (World Health Organization, 2019). Hier ist resilientes Verhalten zu beobachten (Schmidt, 2015, S. 89), das zukünftig aufkommende Belastungen zu bewältigen ermöglicht und als „Innere Stärke" (Reichhart & Pusch, 2023, S. 10) wahrgenommen werden kann.

Abschließend lässt sich darstellen, dass Auszubildende der Pflegeberufe die eigenen physischen Belastungen zwar wahrnehmen, jedoch nicht im Kontext der Bewältigung zielgerichtet Ressourcen anwenden. Sie widmen sich eher der Förderung des psychischen Wohlbefindens ihrer Patient:innen und vergessen ihre eigenen Bedürfnisse.

3.6 Limitation

Bei der vorliegende Darstellung handelt sich um eine qualitative Studie, die sich mit den subjektiven Befindlichkeiten von Auszubildenden der Pflegeberufe beschäftigt. Um weitreichendere Aussagen treffen zu können, wäre eine quantitative Befragung von mehreren angehenden Pflegekräften in Deutschland notwendig. Jedoch lässt sich durch die Studie die Tendenz erkennen, dass der Theorie-Praxis Transfer von Wissen im Kontext psychischer Erkrankungen optimierungsbedürftig ist. Darüber hinaus wäre ein multiperspektivischer Einbezug von Schulträgern und Praxispartnern hilfreich, um weitere Einblicke in die Fragestellung zu gewinnen.

3.7 Handlungsstrategien

Zusammenfassend ist zu beschreiben, dass angehende Pflegekräfte im Rahmen ihrer Ausbildung mit unterschiedlichen Herausforderungen konfrontiert werden. Zum einen im Kontext der schulischen Anforderungen, der Vereinbarkeit der beiden Lernorte sowie Veränderungen in ihrem sozialen Umfeld. Diese Herausforderungen gilt es zu Beginn der Ausbildung zu thematisieren, da sie ein Risiko für die Entstehung von Burnouts darstellen und zum Abbruch der Lehre führen können. Auszubildende sollten darüber hinaus Strategien zur Bewältigung der Herausforderungen theoretisch erlernen und für sich praktisch anwenden. Dazu benötigt es zielgerichtete Anleitung und Freiräume die Strategien und Achtsamkeit zu erlernen. Ebenso ist es wichtig sind offene und wertschätzende Gespräche im Klassenverband über Ursachen, Ressourcenaktivierung, Bewältigungsstrategien sowie Zeitmanagement können dabei sowohl präventiv als auch gesundheitsförderlich wirken. Dies schafft Offenheit und Vertrauen im Ausbildungssetting (Kutscher et al. 2016, S. 155).

Eine weitere Strategie im Umgang mit psychisch relevanten Themen ist das eigene Wissensmanagement und damit verbundenen technischen Fähigkeiten im Prozess der Identifikation von relevanten Wissensquellen. Dazu benötigen angehende Pflegekräfte digitale Informationskompetenzen (Schwendemann & Morgenstern, 2024).

Ebenfalls ist zu empfehlen, im Sinne der institutionellen Gesundheitsförderung, wöchentlich aktive Lerneinheiten in den Rahmenlehrplan zu integrieren, in denen psychische Gesundheitsförderung mit Sport und Ernährung zentrale Themen sind. Auch präventive Beratungsangebote durch Sozialarbeitende, Coachings und Prüfungsvorbereitungskurse sollten innerhalb der Ausbildungsstätte vorhanden sein. Ist dies aus institutioneller Sicht nicht möglich, sollten auf vorhandene Netzwerke aus Beratung und Unterstützung verwiesen werden.

3.8 Fazit

Um Burnout vorzubeugen und lange in der Pflege tätig sein zu können, ist eine ausgeprägte mentale Gesundheitskompetenz sowie ein stabiles Gesundheitsbewusstsein unerlässlich. Diese Kompetenz sollte innerhalb der Pflegeausbildung gefördert und besonders der mentale Aspekt weiter ausgebaut werden. So können schon mit Beginn der Ausbildung Belastungssituationen kompensiert werden.

Die Ergebnisse dieser Studie zeigen, dass die Belastungen innerhalb der Ausbildungszeit zur generalisierten Pflegefachkraft als sehr different in ihrer Art, Dauer und Ausprägung empfunden werden. Psychisches und körperliches Wohlbefinden wechseln sich mit Zeiten hoher Beanspruchung ab. So sind es gemeinsame Aktivitäten und gute Vertrauensverhältnisse, die psychische Belastungen weniger stark erscheinen und empfinden lassen. Ebenfalls sind Schwierigkeiten im Theorie-Praxis Transfer zu verzeichnen. Trotz ausreichender Fachkenntnisse,

3.8 Fazit

Ressourcenerkennung und -aktivierung werden in Stresssituationen neu erlernte Strategien nicht immer umgesetzt. Da eigene Bewältigungsstrategien als ungenügend erscheinen, werden Schule und Ausbildungs- träger aufgefordert, hier einen Fokus zu legen, um psychische Belastungssituationen zu minimieren und Burnout-Prozesse und das Wohlbefinden der Pflegefachkräfte positiv zu beeinflussen und die mentale Gesundheitskompetenz zu stärken.

Was Sie aus diesem *essential* mitnehmen können

Das Essential bietet drei zentrale Erkenntnisse und Empfehlungen, die für die Arbeit als Gesundheits- und Pflegepädagog:innen an Gesundheitsfachschulen von großer Bedeutung sind.

- Empfohlen wird, dass im Kontext der beruflichen Qualifikation von Lehrkräften in der Gesundheits- und Pflegepädagogik die **Fachkompetenz** erweitert wird. Die Zunahme von verhaltens- und psychisch auffälligen Lernenden erfordert ein erweitertes Fachwissen über psychische Auffälligkeiten. Lehrkräfte sollten gezielte Weiterbildungen erhalten, um diese erkennen und darauf angemessen reagieren zu können. Dies schafft ein sichereres Lernumfeld und unterstützt die Entwicklung der Lernenden optimal.
- Eine weitere Erkenntnis, ist dass die **Prävention von Einsamkeit** bei angehenden Lehrkräften der Gesundheits- und Pflegepädagogik adressiert werden sollte. Einsamkeit betrifft nicht nur Lernende, sondern auch Lehrende. Sie hängt negativ mit dem eigenen beruflichen Engagement und psychischen Wohlbefinden zusammen. Es ist wichtig, präventive Maßnahmen zu entwickeln, um Einsamkeit entgegenzuwirken, wie beispielsweise die Förderung von Gemeinschaftsgefühl oder sozialer Vernetzung innerhalb der Bildungsinstitutionen.
- Darüber hinaus sollte die **Förderung der mentalen Gesundheitskompetenz** fokussiert werden, denn angesichts der steigenden Arbeitsbelastung in der Pflege ist es entscheidend, diese bei Auszubildenden zu stärken. Eine fundierte mentale Gesundheitskompetenz kann dazu beitragen, gesundheitlichen Problemen wie Burnout vorzubeugen. Dies sollte ein integraler Bestandteil der

Pflegeausbildung sein, begleitet von praktischen Übungen und realitätsnahen Szenarien.

Zusammengefasst kann durch gezielte Weiterbildung, präventiven Maßnahmen gegen Einsamkeit und die Stärkung der mentalen Gesundheitskompetenz sowohl die psychische Gesundheit der Lehrenden und Lernenden gefördert werden als auch die Qualität der Ausbildung in den Gesundheitsfachberufen nachhaltig verbessert werden.

Literatur

Aldrup, K., Carstensen, B., Köller, M., Klusmann, U. (2020). Measuring Teachers' Social-Emotional Competence: Development and Validation of a Situational Judgment Test. *Frontiers in Psychology, 11*, 1–20. https://doi.org/10.3389/fpsyg.2020.00892

Altgeld, T. & Kolip, P. (2004). Konzepte und Strategien der Gesundheitsförderung. In: K. Hurrelmann, T. Klotz, & J. Haisch (Hrsg.), *Lehrbuch Prävention und Gesundheitsförderung* (S. 41–51). Hans Huber Verlag.

Andrus, M. R., & Roth, M. T. (2002). Health Literacy: A Review. *Pharmacotherapy: The Journal of Human Pharmacology and Drug Therapy, 22*(3), Article 3. https://doi.org/10.1592/phco.22.5.282.33191

Arslan, A., Yener, S. & Schermer, J. A. (2020). Predicting workplace loneliness in the nursing profession. *Journal of nursing management, 28*(3), 710–717. https://doi.org/10.1111/jonm.12987

Bilz, L. (2008). *Schule und psychische Gesundheit. Risikobedingungen für emotionale Auffälligkeiten von Schülerinnen und Schülern.* Verlag für Sozialwissenschaften.

Bolkart, J. (2022). *Pflegenotstand in Deutschland.* Statistica. https://de-statista-com.pxz.iubh.de:8443/statistik/studie/id/104492/dokument/statista-dossierplus-ueber-den-pflegenotstand-in-deutschland/

Buecker, S.; Neuber, A. (2024) Einsamkeit als Gesundheitsrisiko: Eine narrative Übersichtsarbeit. Bundesgesundheitsblatt 67. 1095–1102. https://doi.org/10.1007/s00103-024-03939-w

Bundesagentur für Arbeit (2023) Engpassanalyse. https://statistik.arbeitsagentur.de/DE/Navigation/Statistiken/Interaktive-Statistiken/Fachkraeftebedarf/Engpassanalyse-Nav.html?Thema%3Dsuche%26DR_Region%3Dd%26DR_Anf%3D3%26DR_Berufe%3D0110%26mapHadSelection%3Dfalse (Zugriff: 15.10.2024)

Bundesministerium für Gesundheit (2024). *Gesundheitskompetenz.* https://www.bundesgesundheitsministerium.de/gesundheitskompetenz

Burisch, M. (2014). *Das Burnout-Syndrom. Theorie der Inneren Erschöpfung – Zahlreiche Fallbeispiele – Hilfen Zur Selbsthilfe* (5. Aufl.). Springer Verlag. http://ebookcentral.proquest.com/lib/badhonnef/detail.action?docID=1592728

dr. dressing & pehl GmbH. (n. d.). *F4x | audiotranskription.* https://www.audiotranskription.de/f4x/

Döring, N. & Bortz, J. (1993) Psychometrische Einsamkeitsforschung: Deutsche Neukonstruktion der UCLA Loneliness Scale. Diagnostica 39(3):224-239

Edelmann, A., Eppelmann, L. & Wessa, M. (2022). Förderung der mentalen Gesundheitskompetenz im Jugendalter. *Die Psychotherapie, 67*(6), 453–460. https://doi.org/10.1007/s00278-022-00622-w

Ehrenbrandtner, J. (2022). *Aktuelle Anforderungen und Belastungsfaktoren im Pflegeberuf. Eine Mixed-Methods Studie in Zeiten von Covid-19 und der Digitalisierung.* Springer Fachmedien Verlag. https://doi.org/10.1007/978-3-658-39851-4

Ellard, O. B., Dennison, C. & Tuomainen, H. (2022). Review: Interventions addressing loneliness amongst university students: a systematic review. *Child and adolescent mental health*, 1–12. https://doi.org/10.1111/camh.12614

Entringer, T. & Kröger, H. (2021). Weiterhin einsam und weniger zufrieden: Die Covid-19-Pandemie wirkt sich im zweiten Lockdown stärker auf das Wohlbefindenaus. *DIW aktuell*(67), 1–7. http://hdl.handle.net/10419/235920

Eyerund, T. & Orth, A. K. (2019). Einsamkeit in Deutschland: Aktuelle Entwicklungen und soziodemographische Zusammenhänge. https://www.iwkoeln.de/fileadmin/user_upload/Studien/Report/PDF/2019/IW-Report_2019_Einsamkeit_in_D.pdf

Friesacher, H. (2013). Studienmöglichkeiten in der Pflege. *Im OP, 4*(01), 34–44. https://doi.org/10.1055/s-0033-1363323

Freudenberger, H. J. (1974). Staff Burn-Out. *Journal of Social Issues, 30*(1), 159–165. https://doi.org/10.1111/j.1540-4560.1974.tb00706.x

Fröhlich-Gildhoff, K. (2018). *Verhaltensauffälligkeiten bei Kindern und Jugendlichen. Ursachen, Erscheinungsformen und Antworten* (3. Auflage). Kohlhammer Verlag.

Fakhrutdinova, A., Ziganshina, M., Medelson, V., Chumarova, L. (2020). Pedagogical Competence of High School Teacher. *International Journal of Higher Education*, 9, 84-89. https://doi.org/10.5430/ijhe.v9n8p84

Giesinger, J., Rumpold, M.G. & Schüßler, G. Die K10-Screening-Skala für unspezifischen psychischen Distress. *Psychosom Konsiliarpsychiatr* 2, 104–111 (2008). https://doi.org/10.1007/s11800-008-0100-x

Gieseke, W. (2016). *Lebenslanges Lernen und Emotionen. Wirkungen von Emotionen auf Bildungsprozesse aus beziehungstheoretischer Perspektive* (3. Aufl.). W. Bertelsmann Verlag. http://ebookcentral.proquest.com/lib/badhonnef/detail.action?docID=4730101

Gierveld, J. d. J., van Tilburg, T. G. & Dykstra, P. A. (2006). Loneliness and Social Isolation. In A. L. Vangelisti & D. Perlman (Hrsg.), *Cambridge handbooks in psychology. The Cambridge handbook of personal relationships* (S. 485–500). Cambridge University Press.

Goosby, B. J., Bellatorre, A., Walsemann, K. M. & Cheadle, J. E. (2013). Adolescent Loneliness and Health in Early Adulthood. *Sociological inquiry, 83*(4), 505–536. https://doi.org/10.1111/soin.12018

Greiner, F. & Kracke, B. (2023). Gesundheitskompetenz, psychische Gesundheit und schulische Inklusion. In K. Rathmann, K. Dadaczynski, O. Okan & M. Messer (Hrsg.), *Gesundheitskompetenz* (S. 565–573). Springer Verlag. https://doi.org/10.1007/978-3-662-67055-2_133

Hehmsoth, C. (2021). Traumatisierte Kinder in Schule und Unterricht. Wenn Kinder nicht wollen können. Verlag Julius Klinkhardt.

Literatur

Hinz, L. C., Warmuskerken, L. E., Will, R. L. & Abraham, S. P. (2021). The Impact of Loneliness on The Mentally Ill. *Human Journals, 20*(2), 22–39.

Institut für Betriebliche Gesundheitsberatung GmbH & Barmer. (2024). *Pflegestudie 2.0. Wiederholte Ressourcen und Belastungsanalysen bei Pflegekräften.* https://www.barmer.de/resource/blob/1143786/1b8d8606f75a5778f8c7ccfef93d6e59/pflegestudie-coronabezogene-ressourcen-und-belastungsanalyse-bei-pflegekraeften-data.pdf

IW Köln. (2018). *Fachkräftemangel – Bedarf an Pflegekräften in Deutschland bis 2035.* Statista. https://de-statista-com.pxz.iubh.de:8443/statistik/daten/studie/172651/umfrage/bedarf-an-pflegekraeften-2025/

Janse, R. J., Hoekstra, T., Jager, K. J., Zoccali, C., Tripepi, G., Dekker, F. W. & van Diepen, M. (2021). Conducting correlation analysis: important limitations and pitfalls. *Clinical kidney journal, 14*(11), 2332–2337. https://doi.org/10.1093/ckj/sfab085

Janssen, M.; Heerkens, Y.; Van der Heijden, B.; Korzilius, H.; Peters, P. & Engels, J. (2023) Effects of mindfulness-based stress reduction and an organizational health intervention on Dutch teachers' mental health. *Health Promotion International, 38*, 1–15

Jorm, A. F. (2020). Eine Einführung in das Konzept Mental Health Literacy. In T. M. Bollweg, J. Bröder & P. Pinheiro (Hrsg.), *Health Literacy im Kindes- und Jugendalter. Ein und Ausblicke* (S. 145–160). Springer Fachmedien Verlag. https://doi.org/10.1007/978-3-658-29816-6_8

Jung, H. S., Song, M. K. & Yoon, H. H. (2021). The Effects of Workplace Loneliness on Work Engagement and Organizational Commitment: Moderating Roles of Leader-Member Exchange and Coworker Exchange. *Sustainability, 13*(2), 948–961. https://doi.org/10.3390/su13020948

Kahn, H. G., Chugthai, M., Bashir, A. & Paracha, U. (2020). Rejection Sensitivity and Job Performance: Workplace Loneliness as Mediator and Emotional Culture of Companionate Love as Moderator. *Pakistan Journal of Commerce and Social Sciences, 14*(3), 997–1016.

Kerres, A.; Nauen, Gallenberger, S.; Göser, S.; Haubenhofer, S.; Hoppe, K.; Krüger, C.; Peller, L.; Romanczyk, C.; Schachner, J. & Stemmer, V. (2024), PFLEGE Zeitschrift, 77, 41–43

Kirchhoff, S. & Okan, O. (2023). Das Projekt GeKoOrg-Schule: Organisationale Gesundheitskompetenz in der Schule. In K. Rathmann, K. Dadaczynski, O. Okan, & M. Messer (Hrsg.), *Gesundheitskompetenz* (S. 659–670). Springer Verlag. https://doi.org/10.1007/978-3-662-67055-2

Kolpatzik, K. Schaeffer, D. & Vogt, D. (2018). Förderung der Gesundheitskompetenz. Eine Aufgabe der Pflege. In N.-M. Szepan & F. Wagner (Hrsg.), *Agenda Pflege 2021. Grundlagen für den fachpolitischen Diskurs* (S. 75–89). KomPart Verlagsgesellschaft.

König, L.; Hamer, T.; Suhr, R. (2024) Die psychische Gesundheitskompetenz der Bevölkerung in Deutschland. Präv Gesundheitsf 19, 521–526 (2024). https://doi.org/10.1007/s11553-023-01079-8

Kuckartz, U. & Rädiker, S. (2022). *Qualitative Inhaltsanalyse. Methoden, Praxis, Computerunterstützung. Grundlagentexte Methoden* (5. Aufl.). Verlagsgruppe Belz. https://content-select-com.pxz.iubh.de:8443/media/moz_viewer/5e623532-20b8-4f33-b19e-4a1db0dd2d03/language:de

Kultusministerkonferenz. (2019). *Standards für die Lehrerbildung: Bildungswissenschaften.* *Beschluss der Kultusministerkonferenz vom 16.05.2019.* Sekretariat der Ständigen Konferenz der Kultusminister der Länder in der Bundesrepublik Deutschland. https://www.kmk.org/fileadmin/veroeffentlichungen_beschluesse/2004/2004_12_16-Standards-Lehrerbildung-Bildungswissenschaften.pdf

Kutscher, S., Wei, Y., & Coniglio, C. (2016). *Mental Health Literacy: Past, Present and Future* (3). *61*(3), Article 3. https://doi.org/10.1177/0706743715616609

Laucht, M., Esser, G., Schmidt, M. (2000). Externalisierende und internalisierende Störungen in der Kindheit: Untersuchungen zur Entwicklungspsychologie. *Zeitschrift für Klinische Psychologie und Psychotherapie,* 29, S. 284–292. https://doi-org.pxz.iubh.de:8443/10.1026//0084-5345.29.4284.

Lam, L. & Lau, D. (2012). Feeling lonely at work: investigating the consequences of unsatisfactory workplace relationships. *The International Journal of Human Resource Management, 23*(20), 4265–4282. https://doi.org/10.1080/09585192.2012.665070

Lange, S. (2019). *Die Berufsausbildungseingangsphase. Anforderungen an Auszubildende und ihre Bewältigungsstrategien am Beispiel des Kfz-Mechatronikerhandwerks.* wbv Puplikation. https://elibrary-utb-de.pxz.iubh.de:8443/doi/epdf/10.3278/9783763962884

Lenartz, N. (2012). *Gesundheitskompetenz und Selbstregulation* (6. Aufl.). V & R unipress Verlag.

Lim, M. H., Eres, R. & Vasan, S. (2020). Understanding loneliness in the twenty-first century: an update on correlates, risk factors, and potential solutions. *Social psychiatry and psychiatric epidemiology, 55*(7), 793–810. https://doi.org/10.1007/s00127-020-01889-7

Lippke, S., Ansmann, L. & Brütt, A. L. (2023). Kommunikationskonzepte zur Verbesserung der professionellen Gesundheitskompetenz. In K. Rathmann, K. Dadaczynski, O. Okan, & M. Messer (Hrsg.), *Gesundheitskompetenz* (S. 717–726). Springer Verlag. https://doi.org/10.1007/978-3-662-67055-2_122

Lukesch, H., Zügner, C., Beblo, J. (2016). Einführung: Auffälligkeiten im Erleben und Verhalten von Kindern und Jugendlichen. In H. Lukesch (Hrsg.), *Auffälligkeiten im Erleben und Verhalten von Kindern und Jugendlichen. Handlungsmöglichkeiten für Lehrkräfte* (S. 11–31). Hogrefe Verlag.

Mann, F., Wang, J., Pearce, E., Ma, R., Schlief, M., Lloyd-Evans, B., Ikhtabi, S. & Johnson, S. (2022). Loneliness and the onset of new mental health problems in the general population. *Social psychiatry and psychiatric epidemiology, 57*(11), 2161–2178. https://doi.org/10.1007/s00127-022-02261-7

McKenna-Plumley, P. E., Graham-Wisener, L., Berry, E. & Groarke, J. M. (2021). Connection, constraint, and coping: A qualitative study of experiences of loneliness during the COVID-19 lockdown in the UK. *PloS one, 16*(10), e0258344. https://doi.org/10.1371/journal.pone.0258344

Marczak, J., Wittenberg, R., Doetter, L. F., Casanova, G., Golinowska, S., Guillen, M. & Rothgang, H. (2019). Preventing social isolation and loneliness among older people. *Eurohealth Observer, 25*(4), 3–5.

Mayring, P. (2020). Qualitative Forschungsdesigns. In G. Mey & K. Mruck (Hrsg.), *Handbuch Qualitative Forschung in der Psychologie. Band 2: Designs und Verfahren* (Bd. 2, S. 3–17). Springer Fachmedien Verlag. https://doi.org/10.1007/978-3-658-26887-9_18

Messer, B. (2014). *Helfersyndrom?. Strategien für verantwortungsvolle Pflegekräfte.* Schlütersche Verlagsgesellschaft mbH & Co. KG. https://eds-p-ebscohost-com.pxz.iubh.de:8443/eds/ebookviewer/ebook/bmxlYmtfXzg0NDk0M19fQU41?sid=842fcc4b-f9d4-4075-afcb-3c0aa1a81677@redis&vid=25&format=EB&rid=1

Literatur

Menzel, D. (2009). Vorkommen und Ursachen von Unterrichts- und Verhaltensstörungen. Eine Einführung aus schulpädagogischer Perspektive. In D. Menzel, W. Wiater (Hrsg.) *Verhaltensauffällige Schüler. Symptome, Ursachen und Handlungsmöglichkeiten* (S. 11–37). Klinkhardt.

Meyer, B., Schlegel, H. (2020). Schritt 6: Bewerten und nachsteuern. In Meyer, B., Tretter, T., Englisch, U. (Hrsg.) *Praxisleitfaden auffällige Schüler und Schülerinnen* (2. Aufl. S. 112–127). Beltz Verlag.

Ministerium für Schule und Bildung des Landes Nordrhein-Westphalen (2024). BASS 2024/ 2025 – 12–21 Nr. 4 Beratungstätigkeiten von Lehrerinnen und Lehrern in der Schule und Beratungslehrkräfte I Bildungsportal NRW Zugriff: 03.02.2025

Morgenstern, U., Radtke, V. (2025). Einsamkeit, Arbeitsengagement und psychische Gesundheit bei Pädagogikstudent*innen der Gesundheitsfachberufe. *Pädagogik der Gesundheitsberufe-*, 1-2025, (S. 28–37). hpsmedia-Verlag

Möhler, E., Resch, F. (2023). Depression und Suizidalität im Kindes- und Jugendalter. Wenn Kinder nicht mehr können. In S. Springmann-Preis (Hrsg.) *Notsignale aus dem Klassenzimmer. Hilfen und Lösungswege gemeinsam finden*. (2. Aufl.). Brill Schöningh.

Otto, C., Reiss, F., Voss, C., Wostner, A., Meyrose, A., Hölling, H., Ravens-Sieberer, U. (2020). *Mental health and well-being from childhood to adulthood: design, methods and results of the 11-year follow-up of the BELLA study*. Springer. https://doi.org/10.1007/s00 787-020-01630-4

Park, C., Majeed, A., Gill, H., Tamura, J., Ho, R. C., Mansur, R. B., Nasri, F., Lee, Y., Rosenblat, J. D., Wong, E. & McIntyre, R. S. (2020). The Effect of Loneliness on Distinct Health Outcomes: A Comprehensive Review and Meta-Analysis. *Psychiatry research*, *294*, 113514. https://doi.org/10.1016/j.psychres.2020.113514

Perlman, D. & Peplau, L. A. (1984). Loneliness research: A survey of empirical findings. In L. A. Peplau & S. Goldston (Hrsg.), *Preventing the harmful consequences of severe and persistent loneliness* (S. 13–45). U.S. Government Printing Office.

Plück, J., Döpfner, M., Lehmkuhl,G. (2000). Internalisierende Auffälligkeiten bei Kindern und Jugendlichen in Deutschland – Ergebnisse der PAK-KID-Studie. Kindheit und Entwicklung, 9, 133–142. https://doi-org.pxz.iubh.de:8443/10.1026//0942-5403.9.3.133

Prodöhl, J. & Okan, O. (2023). Die Schule als Vermittler von Gesundheitskompetenz. Vorschläge für den Unterricht. In K. Rathmann, K. Dadaczynski, O. Okan & M. Messer (Hrsg.), *Gesundheitskompetenz* (S. 585–598). Springer Verlag. https://doi.org/10.1007/ 978-3-662-67055-2

Reichhart, T. & Pusch, C. (2023). *Resilienz-Coaching. Ein Praxismanual zur Unterstützung von Menschen in herausfordernden Zeiten*. Springer Fachmedien Verlag. https://doi.org/ 10.1007/978-3-658-37432-7

Rupp, S. & Schwendemann, H. (2024) Gesundheitskompetenz – Impulse für die Logopädie. Logos 32(3) 174-183.

Robin, D.; Albermann, K & Dratva, J. (2024) Schulprogramme zur Förderung der psychischen Gesundheit. Die psychische Gesundheitskompetenz von Lehrpersonen als wichtiger Umsetzungsfaktor. Prävention und Gesundheitsförderung. 19, 59-67

Sanmeier A, Mustafic M, Krause A (2020) Gesundheit und Selbstregulation in der Lehrerinnen- und Lehrerfortbildung. In: Cramer C, König J, Rothland M, Blömele S (Hrsg.) (2020) Handbuch Lehrerinnen- und Lehrerbildung. Utb, Stuttgart. S. 123-130

Schaeffer, D., Haarmann, A. & Griese, L. (2023). *Professionelle Gesundheitskompetenz ausgewählter Gesundheitsprofessionen in Deutschland. Ergebnisse der HLS- PROF-GER.* Hertie School, Universität Bielefeld, Stiftung Gesundheitswissen.

Schaeffer, D. & Pelikan, J. M. (2017). Health Literacy: Begriff, Konzept, Relevanz. In D. Schaeffer & J. M. Pelikan (Hrsg.), *Health Literacy. Forschungsstand und Perspektiven* (S. 11–18). Hogrefe Verlag.

Schaufeli, W. B., Bakker, A. B., & Salanova, M. (2006). *Utrecht Work Engagement Scale-9 (UWES-9)* [Database record]. APA PsycTests. https://doi.org/10.1037/t05561-000

Schmidt, B. (2015). *Burnout in der Pflege* (2. Aufl.). Kohlhammer Verlag.

Schmidtbauer, W. (2002). *Helfersyndrom und Burnout-Gefahr.* Urban & Fischer Verlag.

Scherreiks, L., Schwalbe, A. (2019). Internalisierende Auffälligkeiten in der Schule erkennen. Potsdamer Zentrum für empirische Inklusionsforschung (ZEIF). https://www.uni-potsdam.de/fileadmin/projects/inklusion/PDFs/ZEIF-Blog/Scherreiks_und__Schwalbe_2019_InternalisierendeAuff%C3%A4lligkeiten.pdf

Schulenkorf, T. & Okan, O. (2023). Tool- HLCA: Gesundheitskompetenz in der Schule stärken. In K. Rathmann, K. Dadaczynski, O. Okan & M. Messer (Hrsg.), *Gesundheitskompetenz* (S. 545–555). Springer Verlag. https://doi.org/10.1007/978-3-662-67055-2

Schwendemann, H.; Thiede, M.; Kreuzenbeck, C. (2023). Herausforderungen der Babyboomer-Generation – Probleme und Lösungsansätze im Gesundheitswesen. In: C. Kreuzenbeck, H. Schwendemann, & M. Thiede (Eds.), Die Herausforderungen der Generation Babyboomer für das Gesundheitswesen (1st ed. 2023). Springer Berlin Heidelberg. S.3–11

Schwendemann, H, & Morgenstern, U. (2024). Digitale Gesundheitskompetenz von Auszubildenden der Gesundheitsberufe. In: M. Frommelt, D. Lerner, J. F. Müller, T. Rosenthal, R. Schmidt, & G. Thiele (Eds.), Management Handbuch Pflege (B 9500). medhochzwei Verlag. https://www.medhochzwei-verlag.de/Shop/ProduktDetail/kw_mhpflege

Simon, A., Ebinger, M. & Holoch, E. (2022). Die Gesundheitskompetenz von angehenden Ärzt*innen Pflegenden, Hebammen, Therapeut*innen und Gesundheitsmanager*innen in Deutschland – Explorative Pilotstudie. *Das Gesundheitswesen, 84*(11), 1039–1049. https://doi.org/10.1055/a-1657-9627

Sohail, M.M.; Beghadady, A.; Choi, J.; Huynh, H.; Whetten, K. & Proeschold-Bell, R.J. (2023) Factors influencing teacher wellbeing and burnout in schools: A scoping review. Work, 76, 1317-1331.

Sørensen, K., van den Broucke, S., Fullam, J., Doyle, G., Pelikan, J., Slonska, Z., & Brand, H. (2012). Health literacy and public health: A systematic review and integration of definitions and models. *BMC Public Health, 12*(1), 80–92. https://doi.org/10.1186/1471-2458-12-80

Springer, A. (2022). *Burn-out – Am schwersten betroffene Berufe.* Statista. https://de-statista-com.pxz.iubh.de:8443/statistik/daten/studie/239672/umfrage/berufsgruppen-mit-den-meisten-fehltagen-durch-burn-out-erkrankungen/

Staatsministerium für Kultus Freistaat Sachsen. (2020). *Lehrplan Berufsschule Pflegefachfrau/ Pflegefachmann. Berufsbezogener Bereich. Klassenstufen 1 bis 3.* https://www.pflegeausbildung.net/fileadmin/de.altenpflegeausbildung/content.de/user_upload/Landesrechtliche_Regelungen/SN/2500_lp_bfs_pflegefachmann_2020.pdf

Literatur

Stein, R., Ebert, H. (2010). Verhaltensauffälligkeiten an beruflichen Schulen zur sonderpädagogischen Förderung. Eine Pilotstudie mit der ‚Teacher's Report From' und dem ‚Youth Self Report'. Empirische Sonderpädagogik 2, 62–80. https://doi.org/10.25656/01:9355

Techniker Krankenkasse. (2023). *Zum Internationalen Tag der Pflegenden: Krankenstand bei Pflegekräften auf Rekordhoch | Die Techniker – Presse & Politik*. Die Techniker. https://www.tk.de/presse/themen/pflege/pflegepolitik/krankenstand-bei-pflegekraeften-auf-rekordhoch-2149302

Tabancali, E. (2016). The Relationship between Teachers' Job Satisfaction and Loneliness at the Workplace. *Eurasian Journal of Educational Research, 16*(66), 1–30. https://doi.org/10.14689/ejer.2016.66.15

Uslu, O. (2021). 'Being Alone Is More Painful than Getting Hurt': The Moderating Role of Workplace Loneliness in the Association between Workplace Ostracism and Job Performance. *Central European Business Review, 10*(1), 19–38. https://doi.org/10.18267/j.cebr.257

Öge, E., Çetin, M. & Top, S. (2018). The effects of paternalistic leadership on workplace loneliness, work family conflict and work engagement among air traffic controllers in Turkey. *Journal of Air Transport Management, 66*, 25–35. https://doi.org/10.1016/j.jairtraman.2017.10.003

von Reibnitz, C. & Sonntag, K. (2021). Erfolgsfaktor Gesundheitskompetenz. *Pflegezeitschrift, 74*(9), 32–35. https://doi.org/10.1007/s41906-021-1117-4

Vorwerk, H.; Darius, S.; Seibt, R. & Böckelmann, I. (2016) Belastungsfaktoren, Arbeitsfähigkeit und psychische Gesundheit bei Lehrkräften verschiedener Schularten. In: GfA Dortmund (Hrsg.) Arbeit in komplexen Systemen. Digital, vernetzt, human?! S.1–6

Walther, S.; Schwendemann, H. (2024) Fluch und Segen. Unterrichtsstörungen in der generalistischen Pflegeausbildung. PADUA 19(3), S.133-137. https://doi.org/10.1024/1861-6186/a000803

World Health Organization. (2019). *Burn-out an „occupational phenomenon": International Classification of Diseases*. https://www.who.int/news/item/28-05-2019-burn-out-an-occupational-phenomenon-international-classification-of-diseas

Wright, S. L. (2015). Coping With Loneliness at Work. In Sha'ked Ami & A. Rokach (Hrsg.), *Addressing Loneliness: Coping, Prevention and Clinical Interventions* (1 Aufl., S. 123–134). Psychology Press.

Zok, Klaus & Böttger, Sarah Jane (2019) Gesundheitszustand und Gesundheitsverhalten von Auszubildenden. Eine bundesweite Repräsentativ-Umfrage unter Auszubildenden in kleineren und mittleren Unternehmen. WIdO-monitor, 16(1); 1–12.

GPSR Compliance

The European Union's (EU) General Product Safety Regulation (GPSR) is a set of rules that requires consumer products to be safe and our obligations to ensure this.

If you have any concerns about our products, you can contact us on ProductSafety@springernature.com

In case Publisher is established outside the EU, the EU authorized representative is:

Springer Nature Customer Service Center GmbH
Europaplatz 3
69115 Heidelberg, Germany

Batch number: 08678915

Printed by Printforce, the Netherlands